中医临床必读丛书 重刊

明·薛己 著

胡晓峰 整理

外科发挥

人民卫生出版社

·北京·

图书在版编目（CIP）数据

外科发挥 /（明）薛己著；胡晓峰整理 . —北京：
人民卫生出版社，2023.3
（中医临床必读丛书重刊）
ISBN 978-7-117-34473-9

Ⅰ.①外… Ⅱ.①薛…②胡… Ⅲ.①中医外科学 –
中国 – 明代 Ⅳ.①R26

中国国家版本馆 CIP 数据核字（2023）第 031240 号

人卫智网	www.ipmph.com	医学教育、学术、考试、健康，
		购书智慧智能综合服务平台
人卫官网	www.pmph.com	人卫官方资讯发布平台

中医临床必读丛书重刊

外科发挥

Zhongyi Linchuang Bidu Congshu Chongkan
Waike Fahui

著　　者：	明·薛　己
整　　理：	胡晓峰
出版发行：	人民卫生出版社（中继线 010-59780011）
地　　址：	北京市朝阳区潘家园南里 19 号
邮　　编：	100021
E - mail：	pmph @ pmph.com
购书热线：	010-59787592　010-59787584　010-65264830
印　　刷：	三河市君旺印务有限公司
经　　销：	新华书店
开　　本：	889×1194　1/32　印张：7.25
字　　数：	112 千字
版　　次：	2023 年 3 月第 1 版
印　　次：	2023 年 5 月第 1 次印刷
标准书号：	ISBN 978-7-117-34473-9
定　　价：	32.00 元

打击盗版举报电话：**010-59787491**　E-mail：**WQ @ pmph.com**
质量问题联系电话：**010-59787234**　E-mail：**zhiliang @ pmph.com**
数字融合服务电话：**4001118166**　E-mail：**zengzhi @ pmph.com**

重刊说明

中医药学是中华民族的伟大创造，是中国古代科学的瑰宝，也是打开中华文明宝库的钥匙，为中华民族繁衍生息做出了巨大贡献，对世界文明进步产生了积极影响。中华五千年灿烂文化，"伏羲制九针""神农尝百草"，中医经典著作作为中医学的重要组成部分，是中医药文化之源、理论之基、临床之本。为了把这些宝贵的财富继承好、发展好、利用好，人民卫生出版社于2005年推出了《中医临床必读丛书》（简称《丛书》）（105种），随后于2017年推出了《中医临床必读丛书》（典藏版）（30种），丛书出版后深受读者欢迎，累计印制近900万册，成为了中医药从业人员和爱好者的必读经典。

毋庸置疑，中医古籍不仅是中医理论的基础，更是中医临床坚强的基石，提高临床疗效的捷径。每一位中医从业者，无不是从中医经典学起的。"读经典、悟原理、做临床、跟名师、成大家"是中医成才的必要路径。为了贯彻落实党的二十大报告指出的促进中医药传承创新发展和《关于推进新时代古籍工作的意见》

要求,传承中医典籍精华,同时针对后疫情时代中医药在护佑人民健康方面的重要性以及大众对于中医经典的重视,我们因时因势调整和完善中医古籍出版工作,因此,在传承《丛书》原貌的基础上,对105种图书进行了改版,推出《中医临床必读丛书重刊》(简称《重刊》)。为了便于读者阅读,本版尽量保留原版风格,并采用双色印刷,将"养生类著作"单列,对每部图书的导读和相关文字进行了更新和勘误;同时邀请张伯礼院士和王琦院士为《重刊》作序,具体特点如下:

1. **精选底本,校勘严谨** 每种古籍均由各科专家遴选精善底本,加以严谨校勘,为读者提供精准的原文。在内容上,考虑中医临床人员的学习需要,一改过去加校记、注释、语译等方式,原则上只收原文,不作校记和注释,类似古籍的白文本。对于原文中俗体字、异体字、避讳字、古今字予以径改,不作校注,旨在使读者在研习之中渐得旨趣,体悟真谛。

2. **导读要览,入门捷径** 为了便于读者学习和理解,每本书前撰写了导读,介绍作者生平、成书背景、学术特点,重点介绍该书的主要内容、学习方法和临证思维方法,以及对临床的指导意义,对书的内容提要钩玄,方便读者抓住重点,提升学习和临证效果。

3. **名家整理,打造精品** 《丛书》整理者如余瀛鳌、钱超尘、郑金生、田代华、郭君双、苏礼等大部分专家都参加了我社20世纪80年代中医古籍整理工作，他们拥有珍贵而翔实的版本资料，具备较高的中医古籍文献整理水平与丰富的临床经验，是我国现当代中医古籍文献整理的杰出代表，加之《丛书》在读者心目中的品牌形象和认可度，相信《重刊》一定能够历久弥新，长盛不衰，为新时代我国中医药事业的传承创新发展做出更大的贡献。

主要分类和具体书目如下：

① 经典著作

《黄帝内经素问》　　　《金匮要略》

《灵枢经》　　　　　　《温病条辨》

《伤寒论》　　　　　　《温热经纬》

② 诊断类著作

《脉经》　　　　　　　《濒湖脉学》

《诊家枢要》

③ 通用著作

《中藏经》　　　　　　《三因极一病证方论》

《伤寒总病论》　　　　《素问病机气宜保命集》

《素问玄机原病式》　　《内外伤辨惑论》

《儒门事亲》　　　　《石室秘录》

《脾胃论》　　　　　《医学源流论》

《兰室秘藏》　　　　《血证论》

《格致余论》　　　　《名医类案》

《丹溪心法》　　　　《兰台轨范》

《景岳全书》　　　　《杂病源流犀烛》

《医贯》　　　　　　《古今医案按》

《理虚元鉴》　　　　《笔花医镜》

《明医杂著》　　　　《类证治裁》

《万病回春》　　　　《医林改错》

《慎柔五书》　　　　《医学衷中参西录》

《内经知要》　　　　《丁甘仁医案》

《医宗金鉴》

◆4 各科著作

(1) 内科

《金匮钩玄》　　　　　　　　《张氏医通》

《秘传证治要诀及类方》　　　《张聿青医案》

《医宗必读》　　　　　　　　《临证指南医案》

《医学心悟》　　　　　　　　《症因脉治》

《证治汇补》　　　　　　　　《医学入门》

《医门法律》　　　　　　　　《先醒斋医学广笔记》

《温疫论》   《串雅内外编》

《温热论》   《医醇賸义》

《湿热论》   《时病论》

（2）外科

《外科精义》   《外科证治全生集》

《外科发挥》   《疡科心得集》

《外科正宗》

（3）妇科

《经效产宝》   《傅青主女科》

《女科辑要》   《竹林寺女科秘传》

《妇人大全良方》 《济阴纲目》

《女科经纶》

（4）儿科

《小儿药证直诀》 《幼科发挥》

《活幼心书》   《幼幼集成》

（5）眼科

《秘传眼科龙木论》 《眼科金镜》

《审视瑶函》   《目经大成》

《银海精微》

（6）耳鼻喉科

《重楼玉钥》   《喉科秘诀》

《口齿类要》

（7）针灸科

《针灸甲乙经》　　　　《针灸大成》

《针灸资生经》　　　　《针灸聚英》

《针经摘英集》

（8）骨伤科

《永类钤方》　　　　　《世医得效方》

《仙授理伤续断秘方》　《伤科汇纂》

《正体类要》　　　　　《厘正按摩要术》

 养生类著作

《寿亲养老新书》　　　《老老恒言》

《遵生八笺》

方药类著作

《太平惠民和剂局方》　《得配本草》

《医方考》　　　　　　《成方切用》

《本草原始》　　　　　《时方妙用》

《医方集解》　　　　　《验方新编》

《本草备要》

人民卫生出版社

2023 年 2 月

序　一

党的二十大报告提出,把马克思主义与中华优秀传统文化相结合。中医药学是中国古代科学的瑰宝,也是打开中华文明宝库的钥匙。当前,中医药发展迎来了天时、地利、人和的大好时机。特别是近十年来,党中央、国务院密集出台了一系列方针政策,大力推动中医药传承创新发展,其重视程度之高、涉及领域之广、支持力度之大,都是前所未有的。"识势者智,驭势者赢",中医药人要乘势而为,紧紧把握住历史的机遇,承担起时代的责任,增强文化自信,勇攀医学高峰,推动中医药传承创新发展。而其中人才培养是当务之急,不可等闲视之。

作为中医药人才成长的必要路径,中医经典著作的重要性毋庸置疑。历代名医先贤,无不熟谙经典,并通过临床实践续先贤之学,创立弘扬新说;发皇古义,融会新知,提高临床诊治水平,推动中医药学术学科进步,造福于黎庶。孙思邈指出:"凡欲为大医,必须谙《素问》《甲乙》《黄帝针经》……"李东垣发《黄帝内经》胃气学说之端绪,提出"内伤脾胃,百病由生"的观点,一部《脾胃论》成为内外伤病证辨证之圭臬。经典者,路志正国医大师认为:原为"举一纲而万目张,解一卷而众篇明"之作,经典之所以奉为经典,一是经过长时间的临床实践检验,具有明确的临床指导作用和理论价值;二是后代医家在学术流变中,不断诠释、完善并丰富了其内涵与外延,使其与时俱进,丰富和发展了理论。

如何研习经典,南宋大儒朱熹有经验可以借鉴:为学之道,莫先于穷理;穷理之要,必在于读书;读书之法,莫贵于循序而致精;而致精之本,则又在于居敬而持志。读朱子治学之典,他的《观书有感》诗歌可为证:"半亩方塘一鉴开,天光云影共徘徊。问渠那得清如许?为有源头活水来。"可诠释读书三态:一是研读经典关键是要穷究其理,理在书中,文字易懂但究理需结合临床实践去理解、去觉悟;更要在实践中去应用,逐步达到融汇贯通,圆机活法,亦源头活水之谓也。二是研读经典当持之以恒,循序渐进,读到豁然以明的时候,才能体会到脑洞明澄,如清澈见底的一塘活水,辨病识证,仿佛天光云影,尽映眼前的境界。三是研读经典者还需有扶疾治病、济世救人之大医精诚的精神;更重要的是,读经典还需怀着敬畏之心去研读赏析,信之用之日久方可发扬之;有糟粕可弃用,但须慎之。

在这次新型冠状病毒感染疫情的防治中,疫病相关的中医经典发挥了重要作用,2020 年疫情初期我们通过流调和分析,明确了新型冠状病毒感染是以湿毒内蕴为核心病机、兼夹发病为临床特点的认识,有力指导了对疫情的防治。中医药早期介入,全程参与,有效控制转重率,对重症患者采取中西医结合救治,降低了病死率,提高了治愈率。所筛选出的"三药三方"也是出自古代经典。在中医药整建制接管的江夏方舱医院中,更是交出了 564 名患者零转重、零复阳,医护零感染的出色答卷。中西医结合、中西药并用成为中国抗疫方案的亮点,是中医药守正创新的一次生动实践,也为世界抗疫贡献了东方智慧,受到世界卫生组织(WHO)专家组的高度评价。

经典中蕴藏着丰富的原创思路,给人以启迪。青蒿素的发明即是深入研习古典医籍受到启迪并取得成果的例证。进入新时代,国家药品监督管理部门所制定的按古代经典名方目录管理的中药复方制剂,基于人用经验的中药复方制剂新药研发等相关政策和指导原则,也助推许多中医药科研人员开始从古典医籍中寻找灵感与思路,研发新方新药。不仅如此,还有学者从古籍中梳理中医流派的传承与教育脉络,以传统的人才培养方法与模式为现代中医药教育提供新的借鉴……可见中医药古籍中的内容对当代中医药科研、临床与教育均具有指导作用,应该受到重视与研习。

我们欣慰地看到,人民卫生出版社在 20 世纪 50 年代便开始了中医古籍整理出版工作,先后经过了影印、白文版、古籍校点等阶段,经过近 70 年的积淀,为中医药教材、专著建设做了大量基础性工作;并通过古籍整理,培养了一大批中医古籍整理名家和专业人才,形成了"品牌权威、名家云集""版本精良、校勘精准""读者认可、历久弥新"等鲜明特点,赢得了广大读者和行业内人士的普遍认可和高度评价。2005年,为落实国家中医药管理局设立的培育名医的研修项目,精选了 105 种中医经典古籍分为三批刊行,出版以来,重印近千万册,广受读者欢迎和喜爱。"读经典、做临床、育悟性、成明医"在中医药行业内蔚然成风,可以说这套丛书为中医临床人才培养发挥了重要作用。此次人民卫生出版社在《中医临床必读丛书》的基础上进行重刊,是践行中共中央办公厅、国务院办公厅《关于推进新时代古籍工作的意见》和全国中医药人才工作会议精神,以实际行动加强中医古籍出版工作,注重古籍资源转化利用,促进中医药传承创新发展的重要举措。

经典之书，常读常新，以文载道，以文化人。中医经典与中华文化血脉相通，是中医的根基和灵魂。"欲穷千里目，更上一层楼"，经典就是学术进步的阶梯。希望广大中医药工作者乃至青年学生，都要增强文化自觉和文化自信，传承经典，用好经典，发扬经典。

有感于斯，是为序。

中国工程院院士　国医大师

天津中医药大学　名誉校长　　张伯礼

中国中医科学院　名誉院长

2023 年 3 月于天津静海团泊湖畔

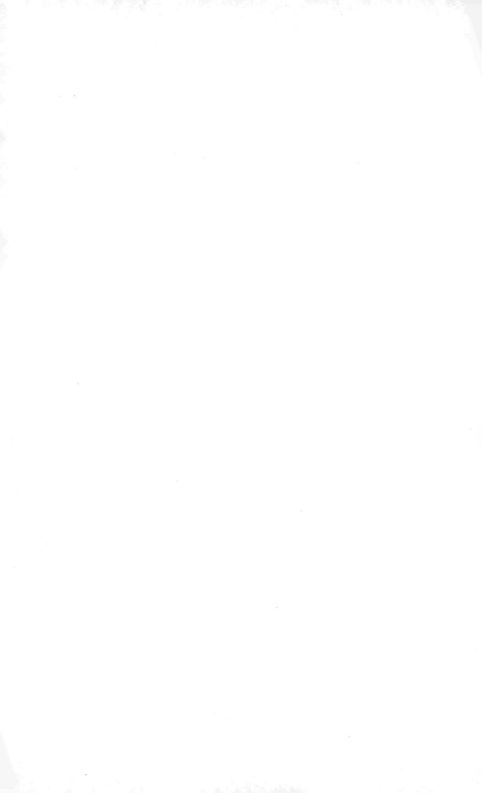

序　二

　　中医药典籍浩如烟海,自先秦两汉以来的四大经典《黄帝内经》《难经》《神农本草经》《伤寒杂病论》,到隋唐时期的著名医著《诸病源候论》《备急千金要方》,宋代的《经史证类备急本草》《圣济总录》,金元时期四大医家刘完素、张从正、李东垣和朱丹溪的著作《素问玄机原病式》《儒门事亲》《脾胃论》《丹溪心法》等,到明清之际的《本草纲目》《医门法律》等,中医古籍是我国中医药知识赖以保存、记录、交流和传播的根基和载体,是中华民族认识疾病、诊疗疾病的经验总结,是中医药宝库的精华。

　　中华人民共和国成立以来,在中医药、中西医结合临床和理论研究中所取得的成果,与中医古籍研究有着密不可分的关系。例如中西医结合治疗急腹症,是从《金匮要略》大黄牡丹汤治疗肠痈等文献中得到启示;小夹板固定治疗骨折的思路,也是根据《仙授理伤续断秘方》等医籍治疗骨折强调动静结合的论述所取得的;活血化瘀方药治疗冠心病、脑血管意外和闭塞性脉管炎等疾病的疗效,是借鉴《医林改错》

等古代有关文献而加以提高的；尤其是举世瞩目的抗疟新药青蒿素，是基于《肘后备急方》治疟单方研制而成的。

党的二十大报告提出，深入实施科教兴国战略、人才强国战略。人才是全面建设社会主义现代化国家的重要支撑。培养人才，教育要先行，具体到中医药人才的培养方面，在院校教育和师承教育取得成就的基础上，我还提出了书院教育的模式，得到了国家中医药管理局和各界学者的高度认可。王琦书院拥有115位两院院士、国医大师的强大师资阵容，学员有岐黄学者、全国名中医和来自海外的中医药优秀人才代表。希望能够在中医药人才培养模式和路径方面进行探索、创新。

那么，对于个人来讲，我们怎样才能利用好这些古籍，来提升自己的临床水平？我以为应始于约，近于博，博而通，归于约。中医古籍博大精深，绝非只学个别经典即能窥其门径，须长期钻研体悟和实践，精于勤思明辨、临床辨证，善于总结经验教训，才能求得食而化，博而通，通则返约，始能提高疗效。今由人民卫生出版社对《中医临床必读丛书》(105 种)进行重刊，我认为是件非常有意义的事，《重刊》校勘严谨，每本书都配有导读要览，同时均为名家整理，堪称精品,是在继承的基础上进行的创新,这无疑对提高临床疗效、推动中医药事业的继承与发展具有积极的促进作用,因此,我们也会将《重刊》列为书院教学尤其是临床型专家成长的必读书目。

韶光易逝,岁月如流,但是中医人探索求知的欲望是亘古不变的。我相信,《重刊》必将对新时代中医药人才培养和中医学术发展起到很好的推动作用。为此欣慰之至,乐为之序。

中国工程院院士　国医大师　王琦

2023 年 3 月于北京

原　序

中医药学是具有中国特色的生命科学,是科学与人文融合得比较好的学科,在人才培养方面,只要遵循中医药学自身发展的规律,把中医理论知识的深厚积淀与临床经验的活用有机地结合起来,就能培养出优秀的中医临床人才。

百余年西学东渐,再加上当今市场经济价值取向的影响,使得一些中医师诊治疾病常以西药打头阵,中药作陪衬,不论病情是否需要,一概是中药加西药。更有甚者不切脉、不辨证,凡遇炎症均以解毒消炎处理,如此失去了中医理论对诊疗实践的指导,则不可能培养出合格的中医临床人才。对此,中医学界许多有识之士颇感忧虑而痛心疾首。中医中药人才的培养,从国家社会的需求出发,应该在多种模式、多个层面展开。当务之急是创造良好的育人环境。要倡导求真求异、学术民主的学风。国家中医药管理局设立了培育名医的研修项目,第一是参师襄诊,拜名师并制订好读书计划,因人因材施教,务求实效。论其共性,则需重视"悟性"的提高,医理与易理相通,重视易经相关理论的学习；还有文献学、逻辑学、生命科学原理与生物信息学等知识的学习运用。"悟性"主要体现在联系临床，提高思辨能力，破解疑难病例，获取疗效。再者是熟读一本临证案头书，研修项目精选的书目可以任选，作为读经典医籍研修晋级保底的基本功。第二是诊疗环境，我建议城市与乡村、医院与诊所、病房与门诊可以兼顾，总以多临证、多研讨为主。若参师三五位以上，年诊千例以上，必有上乘学问。第三是求真务实，"读经典做临床"关键在"做"字上苦下功夫，敢于置疑而后验证、诠释，进而创新，诠证创新自然寓于继承之中。

中医治学当溯本求源，古为今用，继承是基础，创新是归宿，认真继承中医经典理论与临床诊疗经验，做到中医不能丢，进而才是中医现代化的实施。厚积薄发、厚今薄古为治学常理。所谓勤求古训、融会新知，即是运用科学的临床思维方法，将理论与实践紧密联系，以显著的疗效，诠释、求证前贤的理论，于继承之中求创新发展，从理论层面阐发古人前贤之未备，以推进中医学科的进步。

综观古往今来贤哲名医，均是熟谙经典、勤于临证、发皇古义、创立新说者。通常所言的"学术思想"应是高层次的成就，是锲而不舍长期坚持"读经典做临床"，并且，在取得若干鲜活的诊疗经验基础上，应是学术闪光点凝聚提炼出的精华。笔者以弘扬中医学学科的学术思想为己任，绝不敢言自己有什么学术思想，因为学术思想一定要具备创新思维与创新成果，当然是在以继承为基础上的创新；学术思想必有理论内涵指导临床实践，能提高防治水平；再者，学术思想不应是一病一证一法一方的诊治经验与心得体会。如金元大家刘完素著有《素问病机气宜保命集》，自述"法之与术，悉出《内经》之玄机"，于刻苦钻研运气学说之后，倡"六气皆从火化"，阐发火热症证脉治，创立脏腑六气病机、玄府气液理论。其学术思想至今仍能指导温热、瘟疫的防治。严重急性呼吸综合征(SARS)流行时，运用玄府气液理论分析证候病机，确立治则治法，遣药组方获取疗效，应对突发公共卫生事件，造福群众。毋庸置疑，刘完素是"读经典做临床"的楷模，而学习历史，凡成中医大家名师者基本如此，即使当今名医具有卓越学术思想者，亦无例外。因为经典医籍所提供的科学原理至今仍是维护健康、防治疾病的准则，至今仍葆其青春，因此"读经典做临床"具有重要的现实意义。

值得指出，培养临床中坚骨干人才，造就学科领军人物是当务之急。在需要强化"读经典做临床"的同时,以唯物主义史观学习易理易道易图,与文、史、哲、逻辑学交叉渗透融合,提高"悟性",指导诊疗工作。面对新世纪,东学西渐是另一股潮流,国外学者研究老聃、孔丘、朱熹、沈括之学,以应对技术高速发展与理论相对滞后的矛盾日趋突出的现状。譬如老聃是中国宇宙论的开拓者,惠施则注重宇宙中一般事物的观察。他解释宇宙为总包一切之"大一"与极微无内之"小一"构成,大而无外小而无内,大一寓有小一,小一中又涵有大一,两者相兼容而为用。如此见解不仅对中医学术研究具有指导作用,对宏观生物学与分子生物学的连接,纳入到系统复杂科学的领域至关重要。近日有学者撰文讨论自我感受的主观症状对医学的贡献和医师参照的意义;有学者从分子水平寻求直接调节整体功能的物质,而突破靶细胞的发病机制;有医生运用助阳化气、通利小便的方药同时改善胃肠症状,治疗幽门螺杆菌引起的胃炎;还有医生使用中成药治疗老年良性前列腺增生,运用非线性方法,优化观察指标,不把增生前列腺的直径作为唯一的"金"指标,用综合量表评价疗效而获得认许,这就是中医的思维,要坚定地走中国人自己的路。

　　人民卫生出版社为了落实国家中医药管理局设立的培育名医的研修项目,先从研修项目中精选20

种古典医籍予以出版,余下 50 余种陆续刊行,为我们学习提供了便利条件,只要我们"博学之,审问之,慎思之,明辨之,笃行之",就会学有所得、学有所长、学有所进、学有所成。治经典之学要落脚临床,实实在在去"做",切忌坐而论道,应端正学风,尊重参师,教学相长,使自己成为中医界骨干人才。名医不是自封的,需要同行认可,而社会认可更为重要。让我们互相勉励,为中国中医名医战略实施取得实效多做有益的工作。

王永炎

2005 年 7 月 5 日

导　读

　　明代著名医学家薛己所著《外科发挥》是一部载有大量医案的外科著作。书中论述肿疡、溃疡、发背、脑疽、肺痈、肺痿、疔疮、瘰疬、痔漏、咽喉、杨梅疮等外科主要病症，每病先列脉证、治则，再列临床医案，详记证候诊断及治法方药，收载医案数量较多。

一、《外科发挥》与作者

　　明代著名医学家薛己，字新甫，号立斋，江苏吴县人。父薛铠，太医院医官。薛己幼承家学，博览群书，尤精医方，通内、外、妇、儿诸科，初以疡医为业，后以内科驰名。正德元年（1506）因父丧补为太医院院士，九年擢为太医院御医，十四年授南京太医院院判，嘉靖九年（1530）以奉政大夫南京太医院院使致仕归乡。精研医术，上自《黄帝内经》，下至金元时期四大家之论，无不通晓，推崇名医李杲之说，尤重脾肾，治病以脾胃为根本，擅长应用甘温益中、补土培元之法。又注重肾及命门,强调命门为真阴真阳,气血阴阳皆其所化。立方多以六味地黄丸滋真阴,八味地黄丸补真阳。薛氏一生著述宏富,仅外科方面著作就有《外科发挥》8卷、《外科心法》7卷、《外科枢要》4卷、《疬疡机要》3卷、《正体类要》2卷、《外科经验方》1卷、《校注外科精要》3卷、《校注痈疽神秘灸经》等8种,与薛氏其他著作汇刻合称《薛氏医案》。

本次整理以《薛氏医案二十四种》清嘉庆十四年(1809)书业堂刻本为底本,清聚锦堂刻本为校本,校改处不出注。

《外科发挥》撰于嘉靖七年(1528)。书凡8卷,卷一论肿疡、溃疡、溃疡作痛;卷二论溃疡发热、发背、脑疽;卷三论鬓疽、时毒、疔疮、臀痈;卷四论脱疽、肺痈肺痿、肠痈;卷五论瘰疬、流注、疮疡作渴、作呕;卷六论咽喉、瘢疹、天泡疮、杨梅疮;卷七论便痈、悬痈、下疳、囊痈、痔漏;卷八论便秘、乳痈、妇人血风疮、疮疥、杖疮、伤损脉法等病证,凡31种,每病先列脉证、治则,再列临床医案,详记证候诊断和治法方药,附方项下记有各病症应用方剂的名称、主治、药物组成、剂量、煎服方法,附方约200首,是一部载有大量医案的外科临床著作。

二、主要学术特点及对临床的指导意义

1. 主要学术特点

薛氏将整体观念与辨证施治紧密结合在一起,应用于外科疾病的诊断和治疗上,形成外病内治的特色,对后世外科治疗学的发展影响很大。书中载方约200首,外用方剂仅10余首,其余均为内服方剂。例如肿疡病,分邪在表、在内、在上、在经络等,又分寒、热、虚、实之不同,相应治法有下、托、清、补、宣、散、调荣卫、解毒、降火等法。应用方剂25个,除隔蒜灸、豆豉饼灸、代针膏3方外,其余22方均为内服方剂,可见其治疗外科疾病时以内服方剂为主。

诊断方面注意四诊合参,尤其注重望诊和切诊。例如通过临床观察,指出乳房肿块"陷下者,皆曰乳岩,盖其形岩凸,似岩穴也"。将肿块处皮肤内陷作为乳房癌的诊断指标。现代医学认为,随着乳房癌肿的增大,侵及库珀韧带,使之收缩,因此肿块处皮肤往往显有凹陷,是乳癌早期常有的征象。薛氏较早注意这一现象,足见其望诊之精细。书中将脉诊广泛应用于多种外科疾病的诊断,有些病症根据脉象选用方剂。卷八论伤损脉法,论述《黄帝内经》《金匮要略》《脉经》有关伤科病症的脉象,脉证

合参,指导临床实践。

　　治疗方面强调整体观念和辨证论治,内外治相结合,长于温补,"有是病,宜用是药","凡患者,须分经络气血,地部远近,年岁老幼,禀气虚实,及七情所感,时令所宜而治之"。对传统外科消、托、补内治三法有充分发挥,将内科治疗八法(汗、吐、下、和、温、清、消、补)除吐法外都用于外科治疗上,应用方剂绝大部分为内服方剂。尤其在疾病治疗后期,常用内服温补方药调养,效果颇佳。外治方法推崇针、砭、灸、熨,认为灸法"有回生之功"。"常观患疽,稍重未成脓者,不用蒜灸之法,及脓熟不开,或待腐肉自去,多致不救。大抵气血壮实,或毒少轻者,可假药力,或自腐溃;怯弱之人,热毒中隔,内外不通,不行针灸,药无全功矣。"从薛氏屡屡夸赞桑木灸法"诚良方也",豆豉饼灸"前人俱称有奇功,不可忽之",可以看出薛氏对灸法的偏爱。

　　书中大量记录外科医案,每一种疾病简要论述脉证和治则之后,即附录作者本人诊疗疾病的真实案例。医案主要包括性别、年龄、职业、患病时间、症状、治疗过程、病情分析、诊断、治疗方药等内容,实用性强,对后世临床诊疗有参考价值。

2. 临床指导意义

全书有论有方,又有临床实践,文字简明,切于实用。例如详述梅毒症状,附有医案及应用轻粉、土茯苓治疗梅毒的记述,并记有汞剂的熏治及涂擦诸法,较早记录了中医药治疗梅毒的有效方药,对当今临床仍有借鉴意义。又如论述乳癌的诊断及治疗,仍然可以指导当今临床实践。

治疗方面突出外病内治,应用大量内服方药治疗外科疾病,治疗后期多用内服温补方药调养,对开拓外科临床治法有启发作用。外治法尤重砭灸,砭刺法擅用细瓷片作为决脓放血的工具,薛氏曾说:"丹有数种,治有数法,无如砭之为善,常见患稍重者,不用砭法,俱不救也。"书中详述砭法的应用:"治小儿丹毒色赤,游走不定。用细磁器击碎,取有锋芒者一块,以箸一根,劈开头尖夹之,用线缚定,两指轻撮箸,稍令磁芒正对患处,悬寸许,再用箸一根,频击箸头,令毒血遇刺皆出,却以神功散敷搽。"此法现代临床较少应用,可以取其精华,用现代器具替代瓷片决脓放血。灸法多用隔蒜灸、豆豉饼灸、木香饼灸、香附饼灸等隔物灸法,疗效显著,不留瘢痕,可以广泛应用于当代外科临床。

三、如何学习应用《外科发挥》

1. 学习方法

学习本书首先要全面了解薛己在外科方面的学术成就，这就需要阅读薛己编撰的其他外科著作，例如《外科心法》《外科枢要》《疬疡机要》等。各书都有大量医案，论述病症详略不同，可以相互补充参考。现简要介绍如下：

《外科心法》成书于 1528 年。书分 7 卷，卷 1~2 集诸家外科医论；卷 3~6 为外科诸证经治验案，并论针法灸法；卷 7 载前述诸证所用方药。全书载病证 60 余种，病案数百例，条分缕析，辨证精当，内服外治，所用方药均有效验，以擅用补益为特长。引录诸家医论不局限于外科专著，除齐德之《外科精义》外，又录刘纯《医经小学》、罗天益《卫生宝鉴》、陈无言《三因极一病证方论》、刘宗厚《玉机微义》等；薛氏本人对针法灸法的论述较有心得。与《外科发挥》相比较，理论阐述较多。

《外科枢要》刊于 1571 年。凡 4 卷，卷 1 总论疮疡共 21 论；卷 2~3 论述脑疽、骨疽、发背、乳痈、乳岩、瘰疬、翻花疮、瘤赘、疣子等常见外科病症 40 余种，每论概述各症病因及辨证治则用方，附以大量医案。卷

4 列前述各症应用方药。书中将筋瘤、血瘤、气瘤、骨瘤等成因归结为脏腑受伤,气血乖违,强调治其本;对疮疡随证加减用药论述较详,实用性强。与《外科发挥》相比较,对疮疡论述较详,又补充了翻花疮、瘤赘、疣子等病症。

《疠疡机要》成书于 1529 年,是我国现存最早的麻风病专著。书 3 卷,上卷论疠疡本症、变症、兼症、类症的辨证治法及本症、类症的治疗验案;中卷以病案形式续论诸症治疗;下卷列各症应用方药 112 方。书中首遵《黄帝内经》,兼采各家论说,如张子和、王海藏等,全面论述麻风病证治,辨证尤详;载方除大枫子膏、愈风丹、通天再造散等治疠疡专药外,兼收四物、四君、十全大补等常用补益方剂,治方十分丰富。

2. 学习重点

本书论述较为简略,基本没有系统理论,只能从大量医案中加以归纳总结各病的诊疗规律,所以要全面阅读医案。治疗方法中的灸法是本书重点内容,隔蒜灸、豆豉饼灸、木香饼灸、香附饼灸、桑木灸法的主治疾病及应用方法,应该全部掌握。砭法也是作者推崇的治疗方法,现代应用较少,有挖掘价值,应该掌握。

3. 注意事项

书中强调外病内治,内外结合,治疗时应用方剂以内服为主,外用方剂偏少,是本书不足之处。读者在阅读过程中,应有正确认识。可以留意其他中医外科书籍中的外用方药,及其主治病症,对中医外科治疗方法全面了解,避免偏颇。

胡晓峰

2006 年 4 月

整理说明

明代著名医学家薛己所著《外科发挥》是一部载有大量医案的外科著作。书成后有单行本和《薛氏医案二十四种》丛书本流传。现存单行本有明刻本;《薛氏医案二十四种》丛书本主要有清初陈长卿刻本,清嘉庆十四年(1809)书业堂刻本,清光华堂刻本,清两仪堂刻本,清聚锦堂刻本,清味经堂刻本,清裕元堂刻本,清渔古山房刻本等。

本次整理出版以《薛氏医案二十四种》清嘉庆十四年(1809)书业堂刻本为底本,清聚锦堂刻本为校本,个别文字依校本有改动,不出注。

原书竖排改为横排,繁体字、异体字均改为通行简化字,不出注。

原书表示上下之意的"右"字,直接改为"上"字,不出注。

书中一些通假字、古今字,如"炮"作"泡"、"脏"作"藏"、"漫"作"慢"、"疔"作"丁","憎"作"增","脘"作"腕","梢"作"稍","渣"作"查"等,直接改为通行规范字,不出注。

部分药名加以规范,如"山查"改为"山楂","麝干"改为"射干","射香"改为"麝香","白芨"改为"白及","斑猫"改为"斑蝥","川山甲"改为"穿山甲","管仲"改为"贯众"等,不出注。

底本卷六末尾处绘有少商穴示意图4幅,今删去相似2幅,保留2幅。

目录依底本,个别条目据正文改动,以求一致,不另加说明。

立斋外科发挥叙

医家内外科实相表里,惟小儿为难治,故谓之哑科。虽疮疡为有形之症,然亦必先审乎脉。脉也者,气血之运也。天以阴阳之运成四时,人以气血之运成一身,以气血之运定于所赋,移于所感,是故人有老少强弱之等,而脉亦有盛衰虚实之异。故疗病治疮疡者,皆当先辨其有余不足,而为主客缓急之施则善矣。其见于东垣、丹溪、河间、仲景之论,可考而知也。吾切叹夫世之庸医,未尝读书明理,以疮疡试方药,而遂误人者不少也。尝见南京判院薛君《外科心法》,精当切要可传,而许其有扶困起废之仁。一日,持是编以告余先君,子欲以随治验方萃以成编,庶克济人,且以自验其力。余承先意,乃今分症异欲而录其既验者,尤致详于有余不足之辨,而为虚实主客之宜,欲锓诸梓以传,庶有便于穷乡下邑之无名医者,不独自验而已也。少宰蒲汀李公尝见之,标曰《立斋外科发挥》,子盍叙之。余惟君子不忘乎亲,不私其有。夫不忘其亲之谓孝,不私其有之谓仁,孝则仁,仁则公,公则溥。君之是编,其真君子之用心哉!吾儒以推己及物求仁,而欲措天下于仁寿之域。是编之行,于人必大有济,故为之叙,以推广而传之。

嘉靖戊子秋孟月朔南京刑部员外郎前进士郡人张淮叙

目　录

卷 一

吴郡薛　己著
新都吴玄有校

肿　疡 谓疮疡未出脓者

肿高㶆痛脉浮者,邪在表也,宜托之;肿硬痛深脉沉者,邪在内也,宜下之;外无㶆肿,内则便利调和者,邪在经络也,当调荣卫;㶆痛烦躁,或咽干作渴者,宜降火;㶆痛发热,或拘急,或头痛者,邪在表也,宜散之;大痛或不痛者,邪气实也,隔蒜灸之,更用解毒;烦躁饮冷,㶆痛脉数者,邪在上也,宜清之;恶寒而不溃者,气实兼寒邪也,宜宣而补之;㶆痛发热,汗多大渴,便秘谵语者,结阳证也,宜下之;不作脓,或熟而不溃者,虚也,宜补之。

一男子胸患痈,肿高㶆痛,脉浮而紧,以内托复煎散二剂,表证悉减;以托里消毒散,四剂而消。

一男子腹患痈,肿硬木闷,烦热便秘,脉数而实,以黄连内疏汤,一剂少愈;以黄连解毒汤,二剂顿退;更以金银花散四剂,疮头出水而消。

一男子患腿痛而不㶆肿,内亦便利调和,用托里荣卫汤数剂而消。

一妇人项患毒，焮痛发寒热，以荆防败毒散，二剂少愈；以小柴胡汤加连翘、牛蒡子、桔梗，四剂而消。

一男子肩患毒，焮痛饮冷，烦躁便秘，脉数而实，以清凉饮二剂少愈；以金银花散四剂悉退；又以十宣散，去桂加天花粉、金银花，数剂，疮头溃而痊。

一妇人臂患肿，恶寒不作脓，以十宣散六剂而溃，以托里散数剂而瘳。

一男子患痈，肿硬疼痛，发热烦躁，饮冷，脉沉实，大便秘，乃邪在脏也。用内疏黄连汤疏通之，以绝其源。先投一剂，便行一次，势退一二；再进一剂，诸证悉退；乃用黄连消毒散，四剂而消。

一男子内股患毒，肿硬痛甚，不作脓。隔蒜灸五十余壮，势退七八；以仙方活命饮，四剂而脓成；用十宣散，六剂脓溃而愈。凡疮大痛，或不痛麻木，灸最良。

一妇人臂肿，未成脓，饮食少思，遇劳作痛发热，以补中益气汤二剂，痛少止，以补气血健脾胃药而消。

一男子素弱，胸患痈，饮食少而倦；以六君子汤加芎、归、黄芪，脓成，针之，更以托里药而愈。

一妇人胁患痈，未成脓，恶寒脉紧，以十宣散加柴胡二剂，表证悉退；更以脱里散数剂，脓溃而愈。

一妇人臂患毒肿硬，咽喉壅塞，四肢逆冷，发寒热,以五香连翘汤二剂顿愈,以疮科流气饮四剂而消。

一男子臂患毒,脉弦紧有力,以白芷升麻汤二剂顿退,又二剂而消。

一妇人肩下患毒,脉弦紧,以白芷升麻汤二剂,表证已退,更以托里药溃之而愈。

一男子臂患痈,不作脓,灸以豆豉饼,及饮托里药三十余剂而溃,又月余而瘳。

一男子脓熟不溃,予欲针之,补以托里。彼不信,乃服攻毒药,反致恶心少食,始悟而用针。更以六君子汤,加藿香、当归四剂,少可;再以加味十全大补汤,数剂而敛。凡疮脓熟,不行针刺,脓毒侵蚀,轻者难疗,重者不治。老弱之人,或偏僻之处,及紧要之所,若一有脓,宜急针之,更以托里,庶无变证。

一男子患毒作痛,服寒凉药,痛虽止而食愈少,疮亦不溃。以六君子汤而食进,再以托里药溃之而愈。大抵疮疽之证,寒热虚实,皆能为痛。热毒之痛者,以寒凉之剂折之;寒邪之痛者,以温热之剂散之;因风而痛者,除其风;因湿而痛者,导其湿;燥而痛者润之;塞而痛者通之;虚而痛者补之;实而痛者泻之;脓郁而闭者开之;恶肉侵蚀者去之;阴阳不和者调之;经络秘涩者利之。慎勿概用寒凉之药,况血脉喜温而恶寒,若冷气入里,血即凝滞,反为难瘥之证矣。

一男子素弱,肘患肿,欲内消,服凉药,反致作泻少食。以二神丸及香砂六君子汤加肉豆蔻而泻止,食进;又以托里药,而肿亦消。丹溪云:痈疽因积毒在脏腑,当先助胃壮气,使根本坚固;次以行经活血药佐之,参以经络时令,使毒气外发,施治之早,可以内消。此内托之意也。又云:肿疡内外皆壅,宜以托里表散为主。如欲用大黄,宁无孟浪之非?溃疡内外皆虚,宜以补接为主。如欲用香散,未免虚虚之失。大抵痈肿之证,不可专泥于火为患。经云:营气不从,逆于肉理,乃生痈肿。又云:形伤痛,气伤肿,六淫七情,皆能致之。况禀有虚实,及老弱不同,岂可概用寒凉之药?设若毒始聚,脓未作,势不盛,庶可消。尤当推其病因,别其虚实。若概用寒凉药,必致误事。如脓将成,邪盛气实,用消毒之剂,先杀其毒,虽作脓不为大苦,溃亦不甚。若就用托里,必益其势。如脓将成不成及不溃,方用托里。脓成势盛者针之,脓一出,诸证悉退矣。

附方

内托复煎散 治疮疡肿焮在外,其脉多浮。邪气胜,必侵内,宜用此药托之。

地骨皮 黄芩炒 茯苓 白芍药炒 人参 黄芪盐水拌炒 白术炒 桂皮 甘草炙 防己酒拌 当

归酒拌,各一钱 防风二钱

㕮咀,先以苍术一升,水五升煎。去术,入药,再煎至二升,终日饮之。苍术渣外再煎服。

托里消毒散 治疮疽已攻发不消者,宜服此药,未成即消,已成即溃,腐肉易去,新肉易生。如有疮口,宜贴膏药。敛即不用,切不可用生肌之药。

人参 黄芪_{盐水拌炒} 当归_{酒拌} 川芎 芍药_炒 白术_炒 茯苓各一钱 白芷 金银花各七分 甘草五分

作一剂,用水二钟,煎至八分,疮在上下,食前后服之。

内疏黄连汤_{一名黄连内疏汤} 治疮疡肿硬,发热作呕,大便秘涩,烦躁饮冷,呕哕心烦,脉沉实。此邪在脏也,急服以内除之,使邪不得犯经络。

黄连 山栀 当归_{酒拌} 芍药 木香 槟榔 黄芩 薄荷 桔梗 甘草各一钱 连翘 大黄_{炒,各二钱}

作一剂,水二钟,煎八分,食前服。

黄连解毒汤_{方见疮疡作呕门}

荆防败毒散_{方见疔疮门}

隔蒜灸法

仙方活命饮

清凉饮

十宣散四方见发背门

香砂六君子汤方见作呕门

破棺丹方见发背门

托里散 治疮疡饮食少思,或不腐,不收敛。

人参 黄芪盐水拌炒 当归酒拌 川芎 白术炒

茯苓 芍药各一钱 厚朴姜制 白芷 甘草各五分

作一剂,水二钟,煎八分服。

代针膏 治疮疡脓熟不溃。

乳香二分 白丁香细直者是 巴豆去壳炒焦 碱各

五分

为末,热水调,点疮头上,常以碱水润之,勿令

干也。

托里荣卫汤 治疮疡外无焮肿,内亦便利调和,

乃邪在经络,宜用此药调理。

黄芪炒 红花各一钱 桂枝七分 苍术米泔浸炒

柴胡 连翘 羌活 防风 当归身酒拌 甘草炙 黄

芩 人参各一钱

作一剂,酒水各一钟,煎八分,食远服。

金银花散方见作呕门

小柴胡汤方见瘰疬门

黄连消毒散方见脑疽门

补中益气汤方见溃疡发热门

六君子汤方见作呕门

十全大补汤方见溃疡发热门

五香连翘汤 治诸疮初觉，一二日便厥逆，咽喉塞，寒热。

沉香 木香 麝香 连翘 射干 升麻 丁香 独活 桑寄生 甘草炙,各一钱 大黄 木通 乳香各一钱五分

每服五钱，水一钟，煎八分，温服，取利。

疮科流气饮方见流注门

白芷升麻汤 治手臂患痈，左右手脉皆短，中按之俱弦，按下洪缓有力，此得之八风之变也。

白芷一钱五分 升麻 桔梗各一钱 生黄芩二钱 红花 甘草炙,各五分 酒黄芩 黄芪各一钱

作一剂，水一钟半，煎八分，食远服。

豆豉饼方见臀痈门

二神丸方见作呕门

溃 疡 谓疮疡已出脓者

脓熟不溃者，阳气虚也，宜补之；瘀肉不腐者，宜大补阳气，更以桑木灸之；脓清，或不敛者，气血俱虚，宜大补；脓后食少无睡，或发热者，虚也，宜补之；倦

怠懒言，食少不睡者，虚也，宜补之；寒气袭于疮口，不敛或陷下不敛者，温补之；脉大无力，或涩微者，气血俱虚也，峻补之；出血或脓多，烦躁不眠者，乃亡阳也，急补之。

一男子患痈，脓成不溃，投以补剂而溃，更以健脾药而愈。丹溪云：气血壮实，脓自涌出。信夫！

一男子溃而瘀肉不腐，以参、芪、归、术峻补气血，更以桑木灸之，腐而愈。

一童子腋下患痈，不敛脓清，脉大倦怠，懒食少寐，自汗口干。以内补黄芪汤，及豆豉饼灸之，两月而愈。凡疮脓溃而清，或疮口不合，或聚肿不赤，肌寒肉冷，自汗色脱者，皆气血俱虚也，非补不可。

一男子腰患毒，脓熟不溃，针之脓大泄，反加烦躁。以圣愈汤四剂而宁，更以人参养荣汤加麦门冬、五味子，两月而愈。此人后患湿气，遂为痼疾。凡疮脓血去多，疮口虽合，尤当补益，务使气血平复，否则更患他证，必难治疗，慎之。

一妇人患臂痈，疮口紫陷，脓清不敛。彼以为毒未尽，欲服攻毒之剂。余谓：疮疡之证，肿起坚硬，脓稠者，实也；肿下软漫，脓稀者，虚也。遂用附子饼灸之，及饮十全大补汤，百剂始愈。

一妇人患附骨痈，久而不敛，致腿细短软，脉来迟缓,以十全大补汤加牛膝、杜仲,及附子饼灸之,两月余而愈。凡脓溃之后,脉涩迟缓者易愈,以其有胃气故也。脉来细而沉时直者,里虚而欲变证也。若烦痛尚未痊也,洪滑粗散者,难疗,以其正气虚而邪气实也。

一男子风袭疮口,牙关紧急,腰背反张,以玉真散一服而愈,仍以托里药而敛。

一男子患痈将敛,遍身作痒,脉浮,以消风散二服而止,更以托里药而愈。

一男子肩下患疽,已数日,漫肿微痛,头甚多,皆如粟许,色不变,不起发,此气血虚也。诊其脉,果然。先以仙方活命饮二剂,杀其大势。更以托里药而起发,疮头虽溃,但流血水,气血尚虚,不能为脓也。彼欲服太乙锭子。余谓:此药上能攻毒,下能托里。彼不深信,仍服之,至四次,饮食不进,疮色黑陷,吃逆不绝,胃气虚极也,不治。强投温中健脾之剂,不应而死。

一男子近胁患此,肿而不溃,投大补之剂,溃而已愈。后患弱证而殁。

一男子腰中患此,发而不溃,其气血止能发起,不能培养为脓也。投大补药数剂而溃,又数剂脓出尚清。乃服参芪归术膏斤余,脓少稠,数斤脓渐稠,肌肉顿生。凡大痈疽,借气血为主,若患而不起,或溃而不腐,或不收敛,及脓少或清,皆气血之虚也,宜大补之,最忌攻伐之剂。亦有脓反多者,乃气血虚而不能禁止也。若溃后发热作渴,脉大而脓愈多,属真气虚而邪气实也,俱不治。常见气血充实之人,患疮皆肿高色赤,易腐溃而脓且稠,又易于收敛。怯弱之人,多不起发,不腐溃,及难于收敛。若不审察而妄投攻剂,虚虚之祸不免矣。及患后当调养,若瘰疬流注之证,尤当补益也,否则更患他证,必难措治,慎之。

一男子肩患毒,肿硬作痛,恶证迭见。用白矾末三钱糊丸,以葱头七茎,煎汤调下,肿痛悉退。再服,诸证亦退,更以仙方活命饮二剂,出水而消。此秘方,名千金化毒汤,本矾末葱汤调服,因末难服,故易为丸。一方士治疮疽,不问肿溃,先用此药二三服,后用消毒药,甚效。常治刍荛之人,用此即退,不用托里药亦愈。盖止热毒为患,血气不亏故也。若金石毒药发疽者,尤效,盖矾又能解金石之毒也。一方用矾末五钱,朱砂五分,热酒下,亦效。此药托里固内,止泻解毒排脓,不动脏腑,不伤气血,有益无损。其药易得,其功甚大,偏僻之处,不可不知。此方或虫犬所伤,溶化热涂患处,更以热酒调末服,皆效。

一男子胸患痈,焮痛烦躁,发热作渴,脉数而实。

时季冬,余谓:此热毒内畜也,须舍时从证。欲治以内疏黄连汤,彼以时当隆寒,乃杂用败毒药,愈炽。仍求治,投前汤二剂后,去二次,诸证悉退。以金银花散加连翘、山栀四剂,出水而消。大抵证有主末,治有权宜,治其主则末病自退,用其权则不拘于时,泥于守常,必致病势危甚,况杂用攻剂,动损各经。故丹溪云:凡疮发于一经,只当求责本经,不可干扰余经。罗谦甫云:守常者众人之见,知变者智者之事。知常而不知变,细事因而取败者多矣。

一上舍年逾四十,因怒胁内作痛不止,数日后,外结一块三寸许,漫肿,色不赤,按之微痛。余谓:怒气伤肝,致血伤气郁为患。以小柴胡汤对四物,倍用芎、归、黄芪、贝母、肉桂治之。彼谓丹溪云:肿疡内外皆壅,宜托里表散为主。又云:凡疮未破,毒攻脏腑,一毫热药,断不可用,况此证为气血凝滞?乃服流气饮,愈虚,始信而复求治。视之,虚证并臻。诊之,胃气更虚。彼欲服余前药。余谓:急者先治。遂以四君子汤加酒炒芍药、炮干姜四剂,少得。更加当归,又四剂,胃气渐醒。乃去干姜,又加黄芪、芎、归、肉桂数剂,疮色少赤,并微作痛。又二十余剂而脓成,针之,却与十全大补汤。喜其谨疾,又两月余而瘳。夫气血凝滞,多因营卫之气弱,不能运散,岂可复用流气饮,以益其虚？况各经血气，多寡不同，心包络膀胱小肠肝经多血少气，三焦胆肾心脾肺少血多气。然前证正属胆经少血之脏，人年四十以上，阴血日衰，且脉证俱属不足，肿疡内外皆壅，宜托里表散为主。乃补气血药，而加之以行散之剂，非专攻之谓也。若肿焮痛甚，烦躁脉大，辛热之剂，不但肿疡不可用，虽溃疡亦不可用也。凡患者，须分经络气血，地部远近，年岁老幼，禀气虚实，及七情所感，时令所宜而治之。常见以流气、十宣二药，概治结肿之证，以致取败者多矣。

附方

桑木灸法 治发背不起发，或瘀肉不腐溃，阴疮瘰疬，流注臁疮，顽疮恶疮，久不愈者，须急用此法，未溃则拔毒止痛，已溃则补接阳气，诚良方也。用桑木燃着，吹熄焰，用火灸患处，每次灸片时，以瘀肉腐动为度。丹溪云：火以畅达，拔引郁毒。此从治之意也。

十全大补汤方见溃疡发热门 治疮溃脓清，或不溃不敛，皆由元气虚弱，不能营运。服此生血气，壮脾胃，兼补诸虚。

黄芪人参汤方见同前

内补黄芪汤方见溃疡作痛门

豆豉饼

附子饼二方见臀痈门

圣愈汤方见杖疮门

人参养荣汤方见溃疡发热门

玉真散方见杖疮门

消风散方见疮疥门

溃疡作痛

脓出而反痛者,虚也,宜补之;脉数虚而痛者,属虚火,宜滋阴;脉数实而痛者,邪气实也,宜泄之;脉实便秘而痛者,邪在内也,宜下之;脉涩而痛者,气血虚寒也,温补之。

一男子患毒,溃后作痛,肢体倦怠,疮口不合,饮食不甘,以六君子汤加黄芪、川芎、当归,四剂而愈,更以托里散月余而敛。

一男子溃后作痛,脉数而无力,以托里散加生地黄、黄柏,二剂而止,更以托里散数剂而安。

一男子溃后发热,左手脉数而有力,以人参败毒散,一剂而止,更以托里散而瘥。

一男子溃后发热,焮痛不止,烦躁便秘,右手脉沉实,以清凉饮一剂而止,更以托里消毒散四剂而瘳。

一男子溃后作痛而脉涩,以定痛托里散饮之,敷乳香定痛散而止,更以托里散数剂而愈。

一男子溃而作痛,脉浮紧,以内补黄芪汤四剂而止,又二十余剂而愈。

一男子项患毒,溃而作痛,以参、芪、地黄、芎、归补之而止,更以八珍汤加黄芪、桔梗,三十余剂而愈。

一男子患痛,溃而作痛,脉软而涩。余谓气血虚。欲补之。彼不信,乃服攻伐之剂,反发寒热,始信之,仍投大补药而痊。大抵疮之始作也,先发为肿,气血郁积,蒸肉为脓,故多痛。脓溃之后,肿退肌宽,痛必渐减,若反痛,乃虚也。丹溪云:脓出而反痛,此为虚也,宜以补之。亦有秽气所触者,和解之;风寒所逼者,温散之。齐氏云名德之,元太医令:疮疽之证,有脏腑气血上下,真邪虚实不同也,不可不辨。如肿起坚硬脓稠者,疮疽之实也。肿下软漫脓稀者,疮疽之虚也。泻痢肠鸣,饮食不入,呕吐无时,手足并冷,脉弱皮寒,小便自利,或小便时难,大便滑利,声音不出,精神不爽者,悉脏腑之虚也。大便硬,小便涩,饮食如故,肠满膨胀,胸膈痞闷,肢节疼痛,口苦咽干,烦躁多渴,身热脉大,精神昏塞者,悉脏腑之实也。凡诸疮疽,脓水清稀,疮口不合,聚肿不赤,肌寒肉冷,自汗色脱者,气血之虚也。肿起色赤,寒热疼痛,皮肤壮热。脓水稠粘,头目昏重者,气血之实也。头痛鼻塞,目赤心惊,咽喉不利,口舌生疮,烦渴饮冷,睡语咬牙者,上实也。精滑不禁,大便自利,脚腰沉重,睡卧不宁者,下虚也。肩项不便,四肢沉重,目视不正,睛不了了,食不知味,音嘶色败,四肢浮肿者,真气虚也。肿焮尤甚,痛不可近,多日不溃,寒热往来,大便秘涩,小便如淋,心神烦闷,恍惚不宁者,邪气之实也。又曰:真气夺则虚,邪气胜则实。又曰:诸痛为痒为虚也。又曰:诊其脉洪大而数者实也,细微而软者虚也。虚则补之,和其气托里也;实则泻之,疏利而导其气。《内经》谓:血实则决之,气虚则掣引之。

附方

人参败毒散方见溃疡发热门

清凉饮方见发背门

定痛托里散　治疮疡血虚疼痛之圣药也。

粟壳去蒂,炒,二钱　当归酒拌　白芍药炒　川芎各钱半　乳香　没药　桂各一钱

作一剂,水二钟,煎八分服。

乳香定痛散　治疮疡疼痛不可忍。

乳香　没药各二钱　寒水石煅　滑石各四钱　冰片一分

为细末,搽患处,痛即止,甚妙。此方乳、没性温,佐以寒剂制之,故寒热之痛,皆有效也。

六君子汤方见作呕门

托里散

托里消毒散方见肿疡门

内补黄芪汤　治溃疡作痛,倦怠少食,无睡自汗,口干或发热,久不愈。

黄芪盐水拌炒　麦门冬去心　熟地黄酒拌　人参　茯苓各一钱　甘草炙炒,三分　白芍药炒　远志去心,炒　川芎　官桂　当归酒拌,各五分

作一剂,水二钟,姜三片,枣一枚,煎八分,食远服。

八珍汤方见溃疡发热门

卷 二

吴郡薛　己著

新都吴玄有校

溃疡发热 附恶寒

脉浮或弱而热，或恶寒者，阳气虚也，宜补气；脉涩而热者，血虚也，宜补血。午前热者，补气为主；午后热者，补血为主。脉浮数，发热而痛者，邪在表也，宜散之；脉沉数，发热而痛者，邪在内也，宜下之。

一男子溃后发热作痛，脉浮数，按之无力，劳而尤甚，以补中益气汤治之而止，更以十全大补汤而愈。常治左手脉小于右手而热者，用血药多于气药；右手脉小于左手而热者，用气药多于血药。

一男子溃后发热，头痛脉浮紧，虚而兼表邪也，以补中益气汤加川芎、白芷二剂而止，更以托里药而愈。

一妇人溃后发热少寐，四肢倦怠，以黄芪人参汤治之而安，更以十全大补汤加贝母、远志、麦门冬、酸枣仁、香附，月余而敛。

一妇人溃后发热，服清热败毒药愈甚，诊之脉涩，以四物汤加粟壳、乳香、没药，二剂少止，又二剂而安。

一男子溃后发热，头微痛，日晡尤甚，脉浮，按之则涩，以人参养荣汤加柴胡、地骨皮而愈，又月余而敛。

一男子溃而恶寒，用四君子汤加桂，倍用黄芪大料，四剂而止。脓水尚多，投八珍汤加桂，数剂渐少。惟疮口不合，以附子饼，及十全大补汤，每剂加炮附子五分，数剂乃去附子，又服月余而愈。

一男子溃后将愈，因劳四肢发热，烦躁不寐，以圣愈汤四剂而宁，更以托里药而愈。丹溪云：有四肢热，逢风寒，如炙于火者，是人阴气虚而阳气盛也。

一男子溃后，畏寒脉虚，以四君子加炮姜，四剂而愈；以十全大补汤，月余而敛。仲景云：脉虚则血虚，血虚生寒，阳气不足也。疮肿脉虚，宜托里，和养血。信夫！

一疬妇发热，日晡愈甚，乃血气虚也，治以四物汤加柴胡、地骨皮而愈。

一妇人溃后发热，服凉药，反畏寒，以十全大补汤，二剂而止，又以托里药而痊。

一男子溃后发热，服凉药益甚，诊之脉浮，乃气虚也。以补中益气汤加五味子、麦门冬治之而止，更以托里药而敛。

一妇人溃后发热，脉浮而数，虚而兼表证也，以补中益气汤倍用柴胡、升麻，一剂而止，以托里月余而敛。

一男子患痈，溃而饮酒，焮痛发热，服黄连解毒汤，二剂而止，更以托里消毒散而愈。常治痈而大便秘，脉实者，用清凉饮而治之。

一男子脓熟不溃，微痛少食，倦怠发热。余为针之，脓涌出，热益甚，乃虚也。急以人参黄芪汤二剂，热愈甚，此药力尚未及也。又二剂，果应。再以当归补血汤数剂而痊。东垣云：发热恶热，大渴不止，烦躁肌热，不欲近衣，脉洪大，按之无力，或目痛鼻干者，非白虎汤证也。此血虚发躁，当以当归补血汤主之。又有火郁而热者，如不能食而热，自汗气短者，虚也，以甘寒之剂，泻热补气。如能食而热，口舌干燥，大便难者，以辛苦大寒之剂下之，以泻火补水。

一男子患漏，时值阴寒，忽恶寒，右手脉有而似无。此胃气虚而不任风寒也，以四君子汤加炮姜、肉桂，一剂少止，又四剂而安。丹溪云：恶寒者，卫气虚衰，不能温分肉实表而恶寒者，又有上焦之邪，隔绝荣卫，不能升降出表而恶寒者。东垣云：夜则恶寒，昼则安静，是阴血自旺于阴分也。夜则恶寒，昼亦恶寒，是重阴无阳也，当亟泻其阴，峻补其阳。夜则安静，昼则恶寒，是阴气上溢于阳中也。

一妇人多怒，手背患疮出血，至夜发热妄语，服清心凉血药,不应,乃热入血室而然也。遂以加味小柴胡汤,二剂血止,而热亦清矣。大抵七情皆能动火,各经之热亦异,当分治之。东垣曰:昼则发热,夜则安静,是阳气自旺于阳分也。昼则安静,夜则发热烦躁,是阳气下陷入阴中也,名曰热入血室。昼则发热烦躁,夜则发热烦躁,是阳无阴也,当亟泻其阳,峻补其阴。王注云:病热而脉数,按之不鼓动,乃寒盛格阳而致之,非热也;形证是寒,按之而脉气鼓击于手下盛者,此为热盛,拒阴而生病,非寒也。又曰:推而内之,外而不内,身有热也。《伤寒论》曰:寸口脉微,为阳不足,阴气上入阳中,则洒淅恶寒;尺脉弱,为阴不足,阳气下陷入阴中,则发热也。以手扪摸有三法:以轻手扪之则热,重按之则不热,是热在皮毛血脉也。重按之至筋骨之分,则热蒸手极甚,轻手则不热,是邪在筋骨之间也。轻手扪之则热,重力以按之不热,不轻不重按之而热,是在筋骨之上,皮毛血脉之下,乃热在肌肉也。肺热者,轻手乃得,微按全无,日晡热甚,乃皮毛之热,其证必见喘咳,寒热轻者泻白散,重者凉膈散、地骨皮散。心热者,微按至皮肤之下,肌肉之上,轻手乃得。微按至皮毛之下则热,少加力按之则不热,是热在血脉也。其证烦心,心痛,掌中热而哕,以黄连泻心汤、导赤散、朱砂安神丸。脾热者,轻手摸之不热，重按至筋骨又不热，不轻不重，在轻手重手之间，热在肌肉，遇夜尤甚。其证必怠惰嗜卧，四肢不收，无气以动，泻黄散。肝热者，重按之，肌肉之下，至骨之上，乃肝之热，寅卯间尤甚。其脉弦，四肢满闷，便难转筋，多怒多惊，四肢困热，筋痿不能起于床，泻青丸、柴胡饮子。肾热者，轻手重手俱不热，重手按至骨分，其热蒸手如火，其人骨苏苏如虫蚀，其骨困热不任，亦不能起于床，滋肾丸主之。按徐用诚云：手太阴少阴，足太阴厥阴少阴本病，为皮毛肌肉骨分热也。然面热者，足阳明；口中热如胶，足少阴；口热舌干，足少阴；耳前热，苦寒，手太阳。掌中热，手厥阴少阴太阴；足下热而痛，足少阴；足外热，足少阳；身热肤痛，手少阴；身前热，足阳明；洒淅寒热，手太阴；肩上热，肩似拔，手太阳；中热而喘，足少阴；肩背热，及足小指外廉胫踝后，皆属足太阳；一身尽热，狂而妄闻妄见妄言，足阳明；热而筋纵缓不收，阴痿；足阳明厥阴手少阴。与前热在气血之分，皆诸经现证。脏腑阴阳，是动所生之本病也。

附方

十全大补汤 治溃疡发热，或恶寒，或作痛，或脓多，或清，或自汗盗汗，及流注瘰疬便毒，久不作脓，或脓成不溃，溃而不敛。若血气不足之人，结肿未成脓者,宜加枳壳、香附、连翘,服之自消。

人参　肉桂　地黄酒洗,蒸,焙　川芎　白芍药炒　茯苓　白术炒　黄芪盐水拌炒　当归酒拌,各一钱　甘草炙,五分

作一剂,用水二钟,姜三片,枣二枚,煎八分,食前服。

四君子汤方见痔漏门

四物汤方见瘰疬门

人参败毒散　治一切疮疡焮痛,发寒热,或拘急头痛,脉数有力者。

人参　羌活　独活　前胡　柴胡　桔梗　枳壳　茯苓　川芎　甘草各一钱

作一剂,用水二钟,煎八分,食远服。

清凉饮方见发背门

当归补血汤　治疮疡溃后,气血俱虚,肌热躁热,目赤面红,烦渴引饮,昼夜不息,脉洪大而虚,重按全无,此脉虚血虚也。若误服白虎汤必死,宜此主之。

黄芪炙　当归酒拌

作一剂,水一钟半,煎六分服。

补中益气汤　治疮疡之人,元气不足,四肢倦怠,口干发热,饮食无味,或饮食失节,或劳倦身热,脉洪大而无力,或头痛,或恶寒自汗,或气高而喘,身热

而烦。

黄芪炙,一钱五分　甘草　人参　当归酒拌　白术炒,各一钱　升麻　柴胡　陈皮各三分

作一剂,水二钟,姜三片,枣二枚,煎一钟,空心服。

黄芪人参汤　治溃疡虚热,无睡少食,或秽气所触作痛。

黄芪盐水拌炒,二钱　人参　白术炒　麦门冬去心　当归身酒拌　苍术米泔浸,各一钱　甘草炒　陈皮　升麻　神曲炒,各五分　黄柏酒制炒,三分　五味子九粒,捣炒

作一剂,水二钟,姜三片,枣一枚,煎八分,食远服。

人参养荣汤　治溃疡发热,或恶寒,或四肢倦怠,肌肉消瘦,面色萎黄,汲汲短气,饮食无味,不能收敛,或气血原不足,不能收敛。若大疮愈后,多服之,不变他病。

白芍药一钱半　人参　陈皮　黄芪蜜炙　桂心　当归酒拌　白术　甘草炙,各一钱　熟地黄酒拌　五味子炒捣　茯苓各七分半　远志去心炒,五分

作一剂,水二钟,姜三片,枣一枚,煎八分,食前服。

附子饼 方见臀痈门

八珍汤　调和荣卫,顺理阴阳,滋养血气,进美饮食,退虚热。此气血虚之大药也。

当归酒拌　川芎　芍药炒　熟地黄酒拌　人参白术　茯苓各一钱　甘草炒,五分

作一剂,水二钟,姜三片,枣二枚,煎八分,食前服。

圣愈汤 方见杖疮门

黄连解毒汤 方见作呕门

托里消毒散 方见肿疡门

加味小柴胡汤　治妇女热入血室,致寒热如疟,昼则安静,夜则发热妄语。

柴胡二钱五分　黄芩　人参　生地黄　甘草各一钱　半夏六分

作一剂,水一钟半,姜三片,煎八分,食远服。

发　背

焮痛,或不痛及麻木者,邪气盛也,隔蒜灸之,不痛者灸至痛,痛者灸至不痛,毒随火而散。再不痛者,须明灸之。肿硬痛深脉实者,邪在内也,下之;肿高焮痛脉浮者,邪在表也,托之;焮痛烦躁,或咽干,火在上

也,宜泻之;肿痛,或不作脓者,邪气凝结也,宜解之;肿痛饮冷,发热睡语者,火也,宜清之;不作脓,或不溃,及不敛者,阳气虚也,宜补之;瘀肉不腐或积毒不解者,阳气虚也,宜助阳气;脓多或清者,气血俱虚也,宜峻补之;脉浮大或涩,而肌肉迟生者,气血俱虚也,宜补之;右关脉弱,而肌肉迟生者,宜健脾胃。

一男子患此痛甚,服消毒药愈炽。余为隔蒜灸之而止;与仙方活命饮,二剂顿退;更与托里药,溃之而愈。

一男子已四日,疮头如黍,焮痛背重,脉沉实。与黄连内疏汤,二剂少退;更与仙方活命饮,二剂而消。

一男子焮肿作痛,脉浮数。与内托复煎散,二剂少退;与仙方活命饮,四剂痛止而溃;再与托里药而愈。

一妇人发热烦躁,饮冷,与黄连解毒汤,四剂少愈,更与托里消毒散始溃,与托里药而敛。

一男子毒势炽甚,痛不可忍,诸药不应,以仙方活命饮二剂,诸证悉退,又二剂而溃,以金银花散六剂而愈。

一妇人肿痛发热,睡语脉大,用清心汤一剂而安;以金银花、甘草、天花粉、当归、瓜蒌、黄芪,数剂渐溃;更以托里药而愈。

一男子腐肉渐脱，而脓微清，饮食无味，以十宣散去白芷、防风，加茯苓、白术、陈皮，月余而敛。

一男子已愈，惟一口不敛，诊之脉浮而涩，以十全大补汤治之而愈。

一男子将愈，但肌肉生迟，诊之脾胃俱虚，以六君子汤加芎、归、五味子、黄芪治之而愈。

一男子已愈，惟一眼翻出胬肉如菌，三月不愈。乃伤风寒也，以生猪脂调藜芦末涂之即愈。亦有胬肉出三寸许者，尤宜用此药也。乌梅涂之亦效，但缓。硫黄亦可。

一男子背患毒，焮痛饮冷，发热多汗，便秘谵语，以破棺丹二丸而宁；以金银花散四剂，脓成开之；更用托里药而愈。一妇脓成，胀痛不安，针之，投托里消毒药而即愈。大抵发背之证，虽发热疼痛，形势高大，烦渴不宁，脉若有力，饮食颇进，可保无虞。其脓一溃，诸证悉退。多有因脓不得外泄，以致疼痛，若用败毒寒药攻之，反致误事。若有脓，急针之，脓一出，苦楚即止。脓未成，而热毒作痛者，用解毒之药。亦有腐溃尺余者，若无恶证，投以大补之剂，肉最易生，亦无所妨。惟忌肿不高，色不赤，不焮痛，脉无力，不饮食，肿不溃，腐不烂，脓水清，或多而不止，肌肉不生，属元气虚也，皆难治，宜峻补之。其或脓血既泄，肿痛尤甚,脓水败臭,烦躁时嗽,腹痛渴甚,泻利无度,小便如淋,乃恶证也,皆不治。

一弱妇,外皮虽腐,内脓不溃,胀痛烦热不安,予谓宜急开之,脓一出,毒即解,痛即止,诸证自退。待其自溃,不惟疼痛,溃烂愈深。彼不从,待将旬日,脓尚未出,人已痛疲矣。虽针之,终不能收敛,竟至不起。一男子溃而瘀肉不腐,余欲取之,更以峻补。一妇素弱,未成脓,大痛发热,余谓须隔蒜灸以拔其毒,令自消。皆不从,俱致不救。常治不问日期阴阳,肿痛或不痛,或痛甚,但不溃者,即与灸之,随手取效。势未定者,先用箍药围之,若用乌金膏或援生膏,点患处数点尤好。若头痛拘急,乃表证,先服人参败毒散一二剂。如焮痛发热脉数者,用金银花散,或槐花酒、神效托里散;如疼痛肿硬脉实者,以清凉饮、仙方活命饮、苦参丸;肿硬木闷,疼痛发热,烦躁饮冷,便秘脉沉实者,内疏黄连汤或清凉饮;大便已利,欲其作脓,用仙方活命饮、托里散、蜡矾丸,外用神异膏;如饮食少思或不甘美,用六君子汤加藿香,连进三五剂,更用雄黄解毒散洗患处,每日用乌金膏涂疮口处。俟有疮口,即用纸作捻,蘸乌金膏,纴入疮内。若有脓,为脂膜间隔不出,或作胀痛者,宜用针引之;腐肉堵塞者,去之。若瘀肉腐动,用猪蹄汤洗。如脓稠或痛,饮食如常,瘀肉自腐,用消毒与托里药相兼服之,仍用前二膏涂贴。若腐肉已离好肉,宜速去之。如脓不稠不稀,微有疼痛,饮食不甘,瘀肉腐迟,更用桑柴灸之,亦用托里药。若瘀肉不腐,或脓清稀,不焮痛者,急服大补之剂,亦用桑木灸之,以补接阳气,解散郁毒。常观患疽,稍重未成脓者,不用蒜灸之法,及脓熟不开,或待腐肉自去,多致不救。大抵气血壮实,或毒少轻者,可假药力,或自腐溃;怯弱之人,热毒中隔,内外不通,不行针灸,药无全功矣。然此证若脓已成,宜急开之;否则重者溃通脏腑,腐烂筋骨,轻者延溃良肉,难于收攻,因而不敛多矣。

一男子年逾五十,患已五日,焮肿大痛,赤晕尺余,重如负石,势炽甚。当峻攻,察其脉又不宜,遂先砭赤处,出黑血碗许,肿痛顿退,背重顿去;更敷神功散,乃服仙方活命饮二剂,疮口及砭处出血水而消。大抵疮毒势甚,若用攻剂,怯弱之人必损元气,因而变证者众矣。

一妇人半月余,尚不发起,不作脓,痛甚脉弱,隔蒜灸二十余壮而止,更服托里药,渐溃脓清。而瘀肉不腐,以大补药,及桑柴灸之渐腐,取之而寻愈。常治一日至四五日未成脓而痛者,灸至不痛,不痛者灸至痛。若灸而不痛,或麻木者,明灸之,毒气自然随火而散。肿硬不作脓，焮痛或不痛，或微痛，或疮头如黍者，灸之尤效。亦有数日色尚微赤，肿尚不起，痛不甚，脓不作者，尤宜多灸，勿拘日期；更服甘温托里药，切忌寒凉之剂。或瘀血不腐，亦用桑木灸之。若脉数发热而痛者，发于阳也，可治。脉不数不发痛者，发于阴也，难治。不痛，最恶，不可视为常疾。此证不可不痛，不可大痛。烦闷者，不治。大抵发背、脑疽、大疔、悬痈、脱疽、脚发之类，皆由膏粱厚味，尽力房劳，七情六淫，或丹石补药，精虚气怯所致，非独因荣卫凝滞而生也。必灸之以拔其毒，更辨其因，及察邪在脏腑之异、虚实之殊而治之，庶无误也。

一男子初生如粟，闷痛烦渴，便秘脉数实，此毒在脏也。予谓：宜急疏去之，以绝其源，使毒不致外侵。彼以为小恙，乃服寻常之药，后大溃而殁。一老妇患之，初生三头，皆如粟，肿硬木闷烦躁，至六日，其头甚多，脉大，按之沉细，为隔蒜灸，及托里，渐起发，尚不溃；又数剂，内外虽腐，惟筋所隔，脓不得出，致胀痛不安。予谓：须开之。彼不从，后虽自穿，毒已攻深矣，亦殁。大抵发背之患，其名虽多，惟阴阳二证为要。若发一头，或二头，其形焮赤，肿高头起，疼痛发热为痛，属阳，易治。若初起一头如黍，不肿不赤，闷痛烦躁，大渴便秘，睡语咬牙，四五日间，其头不计数，其疮口各含如一粟，形似莲蓬，故名莲蓬发。积日不溃，按之流血，至八九日，或数日，其头成片，所含之物俱出，通结一衣，揭去又结，其口共烂为一疮，其脓内攻，色紫黯为疽，属阴，难治，脉洪滑者尚可，沉细尤难。如此恶证，惟隔蒜灸及涂乌金膏有效。凡人背近脊并胛，皮里有筋一层，患此处者，外皮虽破，其筋难溃，以致内脓不出，令人胀痛苦楚，气血转虚，变证百出。若待自溃，多致不救。必须开之，兼以托里。常治此证，以利刀剪之，尚不能去，似此坚物，待其自溃，不亦反伤，非血气壮实者，未见其能自溃也。

一男子年逾五十患此，色紫肿痛，外皮将溃，寝食不安，神思甚疲，用桑柴灸患处，出黑血，即鼾睡，觉而诸证如失；服仙方活命饮二剂，又灸一次，脓血皆出；更进二剂，肿痛大退；又服托里消毒散，数剂而敛。夫疮势炽甚，宜用峻剂攻之，但年老气血衰弱，况又发在肌表，若专于攻毒，则胃气先损，反致误事。

一妇人发热作痛，专服降火败毒药，溃后尤甚，烦躁时嗽，小便如淋，皆恶证候。辞不治，果死。大抵疮疡之证，五善之中，见一二善证者可治；七恶之内，见一二恶证者难治；若虚中见恶证者不救，实中无恶者自愈。此证虽云属火，未有不由阴虚而致者。故经云：督脉经虚，从脑而出；膀胱经虚，从背而出。岂可专泥于火。又赵太守患此,肿坚不泽,疮头如粟,脉洪大,按之则涩。经云:骨髓不枯,脏腑不败者,可治。然肿硬色夭,坚如牛领之皮,脉更涩,此精气已绝矣,不治亦死。

附方

隔蒜灸法 治一切疮毒大痛,或不痛,或麻木,如痛者灸至不痛,不痛者灸至痛,其毒随火而散。盖火以畅达拔引郁毒,此从治之法也,有回生之功。用大蒜去皮,切三文钱厚,安疮头上,用艾壮于蒜上灸之三壮,换蒜复灸,未成者即消,已成者亦杀其大势,不能为害。如疮大,用蒜捣烂摊患处,将艾铺上烧之,蒜败更换。如不痛,或不作脓,及不发起,或阴疮,尤宜多灸。灸而仍不痛,不作脓,不起发者,不治。此气血虚极也。

内疏黄连汤

内托复煎散二方见肿疡门

黄连解毒汤方见作呕门

仙方活命饮 治一切疮疡,未作脓者内消,已成脓者即溃,又排脓止痛,消毒之圣药也。

穿山甲用蛤粉炒黄色 甘草节 防风 没药 赤芍药 白芷 当归尾 乳香各一钱 天花粉 贝母各八分 金银花 陈皮各三钱 皂角刺炒黄,一钱作一剂,用酒一碗,同入瓶内,纸糊瓶口,弗令泄气,慢火煎数沸,去渣。分病在上下,食前后服之。能饮酒者,再饮三二杯尤好。

偈曰:真人妙诀世间稀,一切痈疽总可医,消毒如同汤沃雪,化脓立见肉生肌。

托里消毒散方见肿疡门

清心汤 治疮疡肿痛,发热饮冷,脉沉实,睡语不宁。即防风通圣散,每料加黄连五钱,每剂一两,水二钟,煎八分服。方见天泡疮门

破棺丹 治疮疡热极,汗多大渴,便秘谵语,或发狂结阳之证。

大黄二两五钱,半生半熟 芒硝 甘草各二两

为末,炼蜜为丸,如弹子大。每服一丸,食后童便酒化下,白汤化服亦可。

十宣散 治疮疡,脉缓涩,身倦怠,恶寒,或脉弦,或紧细者,皆宜用之。散风寒,助阳气也。

人参 当归酒拌 黄芪盐水拌炒,各一钱 甘草炙白芷 川芎 桔梗炒,各一钱 厚朴姜制,五分 防风肉桂各三钱

作一剂,水二钟,煎八分服。

箍药 治发背毒甚,胤走不住,此药围之而解。

芙蓉叶 白芷 大黄 白及 山茨菇 寒水石

煅　苍耳草　黄柏炒,各等分

各另为末,用水调搽四围中,如干以水润之。

乌金膏　解一切疮毒,及腐化瘀肉,最能推陈致新。用巴豆一味,去壳炒焦,研如膏,点肿处则解毒,涂瘀肉上则自化。加乳香少许亦可。如纵疮内能搜脓化毒,加香油少许,调稀可用。若余毒深伏,不能收敛者,宜用此纴之,不致成痛。

援生膏　治一切恶疮,及瘰疬初起,点破虽未全消,亦得以杀其毒。

轻粉三钱　乳香　没药　血竭各一钱　蟾酥三钱
麝香五分　雄黄五钱

用荞麦秸灰或真炭灰一斗三升,淋灰汤八九碗。将栗柴或桑柴,文武火煎作三碗,存一碗,以备日久药干添用。取二碗,盛于磁器内,将前药碾为极细末,入灰汤内,用铁干或柳枝顺搅,再入好细石灰一升,再搅匀,过一宿,却分于小磁收贮。凡遇诸恶疮,点当头一二点,一日换二次,次日又一次,须出血水为妙。如药干,却加所存灰汤少许调之。

人参败毒散方见溃疡发热门

神功散　治疮疡,不问阴阳肿溃并效。

黄柏炒　川乌炮

另为末,各等分,用唾津调敷患处,并涂疮口。一道人不问阴阳肿溃,虚实痛否,此药用漱口水调搽,不留疮头,日易之,内服仙方活命饮,甚效。

金银花散方见作呕门

槐花酒 治发背及一切疮毒,不问已成未成,但焮痛者,并治之。用槐花四五两,微炒黄,乘热入酒二钟,煎十余沸,去渣,热服。未成者二三服,已成者一二服。又治湿热疮疥,肠风痔漏,诸疮作痛,尤效。

神功托里散 治痈疽发背,肠痈乳痈,及一切肿毒,或焮痛,憎寒壮热。

黄芪盐水拌炒 忍冬叶即金银花 当归 粉草一钱

作一剂,用酒水各一钟,煎至一钟。分病上下,食前后服,少顷再进一剂,渣敷患处。不问阴阳肿溃,老少虚实,皆可服。为末,酒调服,尤效。

清凉饮 治积热疮疡,烦躁饮冷,焮痛脉实,大便闭结,小便赤涩。

大黄炒 赤芍药 当归 甘草各二钱

作一剂,用水二钟,煎八分,食前服。

苦参丸 治一切痈疽疮毒,焮痛作渴,或烦躁。用苦参,不拘多少,为末。上用水糊为丸,如梧桐子大。每服二三钱,温酒下。

托里散方见肿疡门

蜡矾丸 治一切痈疽,托里,止疼痛,护脏腑,神妙。不问老幼,皆可服之。

黄蜡一两,黄色好者,熔开,离火,入矾末。一方用七钱
白矾一两,明亮好者,研末

上二味,和匀,众手急丸梧桐子大。每服十丸,渐加至二十丸,熟水或盐酒送下,日进二服。

神异膏方见杨梅疮门

六君子汤方见作呕门

雄黄解毒散 治一切痈肿溃烂,毒势甚者,先用此药二三次,以后用猪蹄汤。

雄黄一两 白矾四两 寒水石煅,一两半

用滚水二三碗,乘势入前药末一两,洗患处,以太乙膏或神异膏贴之。

猪蹄汤 治一切痈疽,消肿毒,去恶肉,润疮口,止痛。

白芷 黄芩 当归 羌活 赤芍药 露蜂房蜂儿多者佳 生甘草各五钱

用猪蹄一只,水四五碗,煮熟去油渣,取清汤,入前药,煎数沸,去渣,温洗,随用前膏药贴之。

桑木灸法方见溃疡门

脑　疽

肿痛未作脓者,宜除湿消毒。大痛或不痛,或麻木者,毒甚也,隔蒜灸之,更用解毒药。肿痛便秘者,邪在内也,泄之。不甚痛,或不作脓者,虚也,托里为主。脓成胀痛者,针之,更以托里。上部脉数实而痛者,宜降火。上部脉数虚而痛者,宜滋阴降火为主。尺部脉数而作渴者,滋阴降火。不作脓,或不溃者,托里药主之。脓清或多者,大补气血。烦躁饮冷,脉实而痛者,宜泻火。

一男子患之,肿痛脉数,以黄连消毒散二剂少退,与仙方活命饮二剂而止,再以当归、川芎、芍药、金银花、黄柏、知母而溃,又以托里药而愈。

一男子头项俱肿,虽大溃,肿痛益甚,兼作泻,烦躁不睡,饮食少思,其势可畏。诊其脉,毒尚在。与仙方活命饮二剂,肿痛退半,与二神丸及六君子汤加五味子、麦门冬、酸枣仁四剂,诸证少退;饮食少进,睡亦少得,及与参苓白术散数服,饮食顿进;又与十全大补汤加金银花、白芷、桔梗,月余而瘥。

一老人色赤肿痛,脉数而有力。与黄连消毒散,二剂少退;更与清心莲子饮,四剂而消。

一妇人脓熟不溃,胀痛欲呕,饮食少思,急针之,与托里药而愈。

一妇人患之，不甚痛，不作脓。以托里消毒散脓成，针之，补以托里药亦愈。

一老人脓清，兼作渴，脉软而涩，予以为气血俱虚，用八珍汤加黄芪、五味子。彼不信，乃服降火之剂，果反作呕少食，始信。服香砂六君子汤，四剂，呕止食进，仍投前汤，月余而愈。

一男子未溃，兼作渴，尺脉大而无力。以四物汤加黄柏、知母、麦门冬、黄芪，四剂而渴减，又与加减八味丸，渴止疮溃，更用托里药兼前丸而愈。

一男子肿痛脉数，以荆防败毒散，二剂而痛止，更以托里消毒药而消。

一男子焮肿疼痛，发热饮冷，脉洪数，与凉膈散二剂而止。以金银花散四剂而溃，更以托里药而愈。

一老妇禀实，溃而痛不止，脉实便秘，以清凉饮二剂而止，更以托里消毒药而愈。

一男子肿硬，不作脓，惟疮头出水，痛甚，以仙方活命饮二剂，痛止而脓成，针之，更以托里药而愈。常治脓清补而不应，及不痛或木闷坚硬者，俱不治。

一男子脓将成，微痛兼渴，尺脉大而无力，此阴虚火动之证。彼谓心经热毒，自服清凉降火药，愈炽。复求治，乃以四物汤加黄柏、知母、五味子、麦门冬、黄芪,及加减八味丸,渴止疮溃,更以托里药兼前丸而愈。《中藏经》云:痈疽疮肿之作,皆五脏六腑蓄毒不流,非独荣卫壅塞而发,其行也有处,其主也有归。假令发于喉舌者,心之毒;皮毛者,肺之毒;肌肉者,脾之毒;骨髓者,肾之毒。发于下者,阴中之毒;发于上者,阳中之毒。外者六腑之毒,内者五脏之毒。故内曰坏,外曰溃,上曰从,下曰逆。发于上者,得之速;发于下者,得之缓。感于六腑者,易治;感于五脏者,则难治也。观此,则疽发于脑者,乃膀胱督脉,阴气不足,阳火炽甚而出也,岂可专泥于心火,而不滋益阴气耶?

一男子耳后漫肿作痛,肉色不变,脉微数。以小柴胡汤加芎、归、桔梗,四剂肿少起。更以托里消毒散数剂,脉滑数,此脓已成矣,宜针之。彼畏而不肯用。因痛极,始针之,出脓碗许,以托里药两月余而始愈。凡疮不起者,托而起之;不成脓者,补而成之,使不内攻。脓成,而及时针之,不数日即愈矣。常见患者,皆畏针痛而不肯用,又有恐伤良肉而不肯用,殊不知疮虽发于肉薄之所,若脓成,其肿亦高寸余,疮皮又厚分许,用针深不过二分。若发于背,肿高必有三四寸,入针止于寸许。况患处肉已坏矣,何痛之有? 何伤之虑? 怯弱之人,及患附骨疽,待脓自通,以致大溃,不能收敛,气血沥尽而亡者为多矣。

一男子素不慎起居饮食，焮赤肿痛，尺脉洪数。以黄连消毒散二剂，湿热顿退。惟肿硬作痛，以仙方活命饮，二剂肿痛悉退。但疮头不消，投十宣去桂，加金银花、藁本、白术、茯苓、陈皮，以托里排脓。彼欲全消，自制黄连消毒散二服，反肿硬不作脓，始悟。仍用十宣散加白术、茯苓、陈皮、半夏，肿少退；乃去桂，又四剂而脓成，肿势亦退；继以八珍散加黄芪、五味、麦门冬，月余脓溃而愈。夫苦寒之药，虽治阳证，尤当分表里虚实，次第时宜，岂可始末悉用之。然焮肿赤痛，尺脉数，按之则濡，乃膀胱湿热壅盛也，故用黄连消毒散，以解毒除湿。顾肿硬作痛，乃气血凝滞不行而作也，遂用仙方活命饮，以散结消毒破血。其疮头不消，盖因热毒熏蒸，气血凝滞而然也，宜用甘温之剂，补益阳气，托里以腐溃之。况此证元属督脉，经阴虚火盛而出，若不审其因，专用寒苦之剂，使胃寒气弱，何以腐化收敛，几何不至于败耶？凡疮之易消散、易腐溃、易收敛，皆气血壮盛故也。

附方

黄连消毒散 治脑疽，或背疽，肿势外散，疼痛发焮，或不痛麻木，服此。更宜隔蒜灸之。

黄连酒拌 羌活 黄柏 黄芩酒拌 生地黄 知母 独活 防风 当归尾酒拌 连翘各一钱 黄芪盐水炒，二钱 苏木 藁本 防己酒拌 桔梗 陈皮

泽泻　人参　甘草炒,各五分

作一剂,水二钟,姜三片,煎八分,食后服。

仙方活命饮方见发背门

隔蒜灸法方见发背门

槐花酒方见发背门

清凉饮方见发背门

四物汤方见瘰疬门

加减八味丸方见作渴门

十全大补汤方见溃疡发热门

清心莲子饮方见下疳门

凉膈散方见作渴门

二神丸方见作呕门

六君子汤方见作呕门

参苓白术散方见痔漏门

金银花散方见作呕门

托里散方见肿疡门

小柴胡汤方见瘰疬门

托里消毒散方见肿疡门

荆防败毒散方见溃疡发热门

十宣散方见发背门

八珍汤方见溃疡发热门

香砂六君子汤方见作呕门

卷 三

吴郡薛　己著
新都吴玄有校

鬓　疽

烘痛,或发热者,祛风清热;烘痛,发寒热,或拘急者,发散表邪;作脓烘痛者,托里消毒。脓已成作痛者针之;不作脓,或脓成而不溃者,并以托里;不敛或脓清者,宜峻补。

一男子患此,烘肿作痛发热,以小柴胡汤加连翘、金银花、桔梗,四剂而消。

一男子因怒后,发际肿痛,发热,以小柴胡汤加连翘、金银花、天花粉、桔梗,四剂根畔俱消。惟疮头作痛,以仙方活命饮,二剂痛止。脓成针之,更以托里消毒药而愈。

一男子头面烘肿作痛,时仲冬,脉弦紧,以托里温经汤,汗之而消。

一男子肿痛,寒热拘急,脉浮数,以荆防败毒散,二剂表证悉退;更以托里消毒散,溃之而安。

一男子脓熟不溃,胀痛,针之而止,更以托里消毒散而愈。凡疮脓熟不溃,属气血虚也,若不托里,必致难瘥。

一男子作脓㿠痛，发呕少食，以仙方活命饮一剂而止，以六君子汤加当归、桔梗、皂角刺，溃而愈。

一男子脓清不敛，以托里散加五味子、麦门冬而敛。

一老人肿痛发热，脓清作渴，脉软而涩，此血气俱虚也。欲补之，彼见作渴发热，乃服降火之剂，果作呕少食。复求治，投六君子汤，四剂呕止食进，仍用补药月余而愈。夫患者，脏腑气血上下，各有虚实。详见溃疡作痛第十三条。况阴证似阳，阳证似阴，治验见《外科心法》。岂可以发热作渴，而概用寒凉之剂？常治患者，正气虚，邪气实，以托里为主，消毒佐之；正气实，邪气虚，以攻毒为主，托里佐之；正气虚，邪气实，而专用攻毒，则先损胃气，宜先用仙方活命饮、托里消毒散，或用灸法，俟邪气退，正气复，更酌量治之。大抵正气夺则虚，邪气胜则实。盖邪正不并立，一胜则一负，其虚不待损而自虚矣。若发背脑疽疔毒，及患在四肢，必用灸法，拔引郁毒，以行瘀滞，尤不可专于攻毒。诊其脉而辨之，庶不有误。如福泉黄吏部，肩患毒，发热恶寒，大渴烦躁，似有余之证，其脉虽大而无力，却属不足，用当归补血汤治之。吾乡周都宪，两腿作痛，形体清癯，肝脉弦数，却属有余之证，用龙胆泻肝汤治之并愈。齐氏云：疮肿之证，若不诊候，何以知阴阳勇怯，血气聚散邪？又云：脉洪大而数者，实也；细微而数者，虚也。河间云：脉沉实者，其邪在脏；浮大者，其邪在表。观此诚发前人之未发。诊候之道，其可缺邪？

一男子肿焮痛甚，发寒热，服十宣散愈炽。诊之脉数而实，此表里俱有邪也。以荆防败毒散加芩、连、大黄，二剂少愈；更以荆防败毒散，四剂而消。大抵疮疡之证，肿焮痛甚。寒热往来，或大便秘结，小便淋，心神愦闷，恍惚不宁，皆邪热之实也，岂可补哉？东垣云：疮疽之发，其受之有内外之别，治之有寒温之异。受之外者，法当托里以温剂，反用寒药，则是皮毛始受之邪，引入骨髓；受之内者，法当疏利寒剂，反用温剂托里，则是骨髓之病，上彻皮毛，表里通溃，共为一疮。助邪为毒，苦楚百倍，轻则危殆，重则死矣。

附方

小柴胡汤方见溃疡门

荆防败毒散方见溃疡发热门

托里消毒散方见肿疡门

仙方活命饮方见发背门

托里散方见肿疡门

六君子汤方见作呕门

托里温经汤　治寒覆皮毛,郁遏经络,不得伸越,热伏荣中聚结,赤肿作痛,恶寒发热,或痛引肢体。若头面肿痛焮甚,更宜砭之。

麻黄　升麻　防风　干葛　白芷　当归　苍术人参　芍药　甘草各一钱

作一剂,水二钟,煎一钟服,卧于暖处,得汗乃散。

八珍汤方见溃疡发热门

龙胆泻肝汤方见下疳门

十宣散方见肿疡门

当归补血汤方见溃疡门

时　　毒 谓毒发于面鼻耳项

里实而不利者,下之;表实而不解者,散之;表里俱实而不解者,解表攻里;表里俱解而不消者,和之;肿甚焮痛者,砭去恶血,更用消毒之剂;不作脓,或不溃者,托之;饥年普患者,不宜用峻利,当审而治之。

一男子患此,肿痛发热作渴,脉实便秘。以五利大黄汤下之,诸证悉退;以葛根牛蒡子汤四剂而痊。

一男子表里俱解,肿痛尚不退,以葛根升麻汤,二剂而消。

一男子肿痛,发寒热,脉浮数。以荆防败毒散,二剂少愈；以人参败毒散，二剂势减半，又二剂而瘥。

一男子耳面赤肿作痛，咽干发热，脉浮数。先以荆防败毒散，二剂势退大半；又以葛根牛蒡子汤，四剂而痊。

一妇人表邪已解，肿尚不消，诊之脉滑而数，乃瘀血欲作脓也，以托里消毒散，溃之而愈。

一男子燃肿，胀痛作渴，烦热便秘，脉数，按之尤实。用防风通圣散，一剂诸证顿退；以荆防败毒散加玄参、牛蒡子、黄芩，二剂而瘥。

一老人冬月头面耳项俱肿，痛甚，便秘，脉实，此表里俱实病也。饮防风通圣散，不应。遂砭患处，出黑血。仍投前药，即应。又以荆防败毒散而瘳。盖前药不应者，毒血凝聚上部经络，药力难达故也。恶血既去，其药自效。或拘用寒远寒，及年高畏用硝黄而用托里，与夫寻常消毒之剂，或不砭泄其毒，专假药力，鲜不危矣。

一男子表里俱解，惟肿不消，以托里消毒散，四剂脓成，针之而愈。

一妇人肿痛，用硝黄之剂，攻之稍缓，翌日复痛。诊之外邪已退，此瘀血欲作脓也。用托里消毒散，溃之而愈。

一男子头面肿痛，服硝黄败毒之剂，愈甚。诊之脉浮数，邪在表，尚未解，用荆防败毒散，二剂势退大半；更以葛根牛蒡子汤，四剂而痊。《内经》云：身半已上肿，天之气也；身半已下肿，地之气也。乃邪客心肺之间，上攻头目而为肿。此感四时不正之气为患，与夫膏粱积热之证不同。硝黄之剂，非大便秘实不可用。若不审其因，不辨其虚实表里，概用攻之，必致有误。常见饥馑之际，刍荛之人多患之，乃是胃气有损，邪气从之为患，不可不察。予常治邪在表者，葛根牛蒡子汤、人参败毒散，或普济消毒饮子；邪在里者，五利大黄汤、栀子仁汤；表里俱不解者，防风通圣散；表里俱解而肿不退者，犀角升麻汤；如肿甚者，砭患处，出恶血以泄其毒，或用通气散，取嚏以泄其毒，十日外自愈，若嚏出脓血即愈。欲其作脓者，用托里消毒散；欲其收敛者，用托里散。此法最为稳当。五七日咽喉肿闭，言语不出，头面不肿，食不知味者，不治。

一男子服表散药愈炽，发热便秘，诊其脉沉实，此邪在里也。以大黄汤下之，里证悉退；以葛根牛蒡子汤，浮肿亦消；惟赤肿尚存，更以托里药溃之而愈。齐氏云：时毒者，为四时邪毒之气，而感之于人也。其候发于鼻面耳项咽喉，赤肿无头，或结核有根，令人憎寒发热，头痛，或肢体痛甚者，恍惚不宁，咽喉闭塞。人不识者，将为伤寒，便服解药，一二日肿气增益，方悟，始求疮医。原夫此疾，古无方论，世俗通为丹瘤。病家恶言时毒，切恐传染。考之于经曰：人身忽经变赤，状如涂丹，谓之丹毒。此风热恶毒所为，与夫时毒，特不同耳。盖时毒初状如伤寒，五七日间乃能杀人，治者宜精辨之。先诊其脉，滑数浮洪，沉紧弦涩，皆其候也。盖浮数者，邪气在表也；沉涩者，邪气深也。气实之人，急服化毒丹以攻之；热实不利，大黄汤下之。其有表证者，解毒升麻汤以发之；或年高气软者，五香连翘汤主之。又于鼻内嗜通气散，取十余嚏作效，若嗜药不嚏者，不可治。如嚏出脓血者，治之必愈。左右看病之人，每日用嗜药嚏之，必不传染。其病人每日亦用嚏药三五次，以泄热毒。此治时毒之良法也。

经三四日不解者，不可大下，犹宜和解之，服犀角连翘散之类。至七八日，大小便通利，头面肿起高赤者，可服托里散、黄芪散，宜针镰砭割出血，泄其毒气，十日外，不治自愈也。此病若五日已前，精神昏乱，咽喉闭塞，语声不出，头面不肿，食不知味者，必死，治之无功矣。然而，此疾有阴有阳，有可汗有可下。常见粗工，但云热毒，就用寒药，殊不知病有微甚，治有逆从，不可不审矣。

附方

五利大黄汤 治时毒焮肿赤痛，烦渴便秘，脉实数。

大黄煨　黄芩　升麻各二钱　芒硝　栀子各一钱

二分

作一剂,水一钟半,煎六分,空心热服。

栀子仁汤　治时毒肿痛,大便秘结,脉沉数。

郁金　枳壳麸炒,去穰　升麻　山栀仁炒　牛蒡

子炒　大黄煨,各等分

上为细末,每服三钱,蜜水调下。

荆防败毒散　治时毒肿痛发热,左手脉浮数。

即人参败毒散加防风、荆芥。方见溃疡发热门

葛根牛蒡子汤　治时毒,肿痛脉数而少力者。

葛根　贯众　甘草　江西豆豉　牛蒡子半生杵

炒,各二钱

作一剂,水一钟半,煎八分,食后服。

防风通圣散　治时毒肿痛,烦躁,表里脉证俱

实。方见疔疮门

人参败毒散方见溃疡发热门

托里消毒散　治时毒表里俱解,肿尚不退,欲其

作脓。方见肿疡门

普济消毒饮　治时毒疫疠,初觉憎寒体重,次传

头面肿痛,或咽喉不利,舌干口燥。

黄芩　黄连各五钱　人参三钱　橘红　玄参　甘

草各一钱　柴胡　桔梗炒,各二钱　连翘　鼠粘子　板

蓝根　马勃各一钱　白僵蚕炒　升麻各七分

作一剂,水二钟,煎一钟,去渣,稍热,食后徐徐服之。如大便硬,加酒煨大黄一钱或二钱,以利之。肿势甚者,宜砭刺之,去恶血。

通气散　治时毒焮肿,咽喉不利,取嚏以泄其毒。

玄胡索一钱五分　猪牙皂角　川芎各一钱　藜芦五分　羊踯躅花二分半

上为细末,用纸捻蘸少许,纴于鼻内,取嚏为效。

托里散方见肿疡门

疔 疮

脉浮数者,散之;脉沉实者,下之。表里俱实者,解表攻里。麻痒,或大痛,及不痛者,并灸之,更兼攻毒。

一男子足患作痒,恶心呕吐,时发昏乱,脉浮数。明灸二十余壮,始痛。以夺命丹一服,肿起,更以荆防败毒散而愈。

一男子患之,发热烦躁,脉实,以清凉饮下之而愈。

一男子胸患之,遍身麻木,脉数而实,急针出恶血,更明灸数壮,始痛;服防风通圣散,得利而愈。

一男子左手背患之，是日一臂麻木，次日半体皆然，神思昏愦。遂明灸至二十余壮，尚不知痛；又三十余壮，始不麻；至百壮始痛，以夺命丹一服肿始起；更用神异膏及荆防败毒散而愈。

一老妇足大指患之，甚痛。令灸之，彼不从，专服败毒药，至真气虚而邪气愈实，竟至不救。盖败毒散虽能表散疮毒，然而感有表里，所发有轻重，体段有上下，所禀有虚实，岂可一概而用之耶？且至阴之下，药力在所难到，专假药力，则缓不及事，不若灸之为良。故下部患疮，皆宜隔蒜灸之，痛则灸至不痛，不痛则灸至痛。若灸之而不痛者，宜明灸之，及针疗四畔去恶血。以夺命丹一粒，入疮头孔内，仍以膏药贴之。若针之不痛，或无血者，以针烧赤，频烙患处，以痛为度。或不痛，眼黑如见火光者，此毒气入脏腑也，不治。若患在手足，红丝攻心腹者，就于丝尽处，刺去恶血，宜服荆防败毒散。若丝近心腹者，宜挑破疮头，去恶水，亦以膏药贴之。如麻木者，服夺命丹。如牙关紧急，或喉内患者，并宜嚼一二丸。凡人暴死，多是疔毒。用灯照看遍身，若有小疮，即是。宜急灸之，俟醒，更服败毒药或夺命丹。人汗入肉，食之则生疔疮，不可不慎。

附方

荆防败毒散 即人参败毒散加荆芥、防风。方见溃疡发热门

夺命丹 治疔疮发背,及恶证不痛,或麻木,或呕吐,重者昏愦。此药服之,不起发者即发,不痛者即痛,痛甚者即止,昏愦者即苏,呕吐者即解,未成者即消,已成者即溃,有回生之功,乃恶证之中至宝也。

蟾酥干者酒化 轻粉各半钱 白矾枯 寒水石煅 铜绿 乳香 没药 麝香各一钱 朱砂三钱 蜗牛二十个另研,无亦效

上为细末,蜗牛别碾烂,入药末,捣匀为丸如绿豆大。如丸不就,入酒糊些小,每服一二丸,用生葱白三五寸,病者自嚼烂,吐于手心,男左女右,包药在内,用热酒和葱送下。如人行五七里,汗出为效,重者再服一二丸。

清凉饮

隔蒜灸法二方见发背门

神异膏方见杨梅疮门

臀　痈附腿痈并腿痛脚气

焮痛,尺脉紧而无力者,托之。肿硬痛甚者,隔蒜

灸之,更以解毒。不作脓而痛者,解毒为主。不作脓者,托里为主。不溃,或溃而不敛者,托里为主。

一男子臀痈,肿硬作痛,尺脉浮紧,按之无力。以内托羌活汤,一剂痛止。以金银花散四剂,脓溃而愈。

一男子臀痈,肿硬痛甚,隔蒜灸之,更服仙方活命饮二剂痛止,更以托里消毒散脓溃而瘥。

一男子臀痈,不作脓,饮食少思。先用六君子汤加芎、归、黄芪,饮食渐进;更以托里消毒散,脓溃而愈。

一男子溃而脓清不敛,以豆豉饼灸之,更饮十全大补汤,两月余而痊。凡疮不作脓,或不溃,或溃而不敛,皆气血之虚也。若脓清稀,尤其虚甚也。虚实详见溃疡作痛门

一男子臀痈,脓水不止,肌肉渐瘦,饮食少思,胃脉微弦。以六君子汤加藿香、当归数剂,饮食遂进;饮以十全大补汤及豆豉饼灸之,两月余而敛。

一弱人臀痈,脓成不溃,以十全大补汤数剂,始托起,乃针之,又二十余剂而愈。夫臀居僻位,气血罕到,老弱人患之,尤宜补其气血,庶可保痊。

一男子腿内侧患痈,未作脓而肿痛,以内托黄芪柴胡汤,二剂少愈,又二剂而消。

一男子臀漫肿,色不变,脉滑数而无力,此臀痈

也。脓将成，尚在内。予欲治以托里药，待发出而用针。彼欲内消，服攻伐药愈虚。复求治，仍投前药，托出针之，以大补药而愈。凡疮毒气已结不起者，但可补其气血，使脓速成而针去，不可论内消之法。脓成，又当辨其生熟浅深而针之。若大按之乃痛者，脓深也；小按之便痛者，脓浅也；按之不甚痛者，未成脓也；按之即复起者，有脓也；按之不复起者，无脓也。若肿高而软者，发于血脉；肿下而坚者，发于筋骨；肉色不相变者，发于骨髓也。

一男子腿外侧患痈，漫肿大痛，以内托黄芪酒煎汤，二剂少可；更以托里散数剂，溃之而愈。

一妇人腿痈，久而不愈，疮口紫陷，脓水清稀，予以为虚。彼不信，乃服攻里之剂，虚证蜂起。复求治，令灸以附子饼，服十全大补汤百余贴而愈。凡疮脓清及不敛者，或陷下，皆气血虚极也，最宜大补，否则成败证。若更患他证，尤难治愈。

一男子腿痈内溃，针之，脓出四五碗许，恶寒畏食，脉诊如丝，此阳气微也。以四君子汤，加炮附子一钱，服之寒少止，又四剂而止。以六君子汤加桂数剂，饮食顿进，乃以十全大补汤及附子饼两月而愈。

一老人腿患痈，脓自溃，忽发惊搐，脉细而微。此气血虚极也，以大补之剂而苏。一弱人流注内溃，出败脓五六碗，是时眼口歪斜，脉亦虚极，乃虚甚也，非真中风。以独参汤加附子一钱，二剂少愈。更以大补药，月余而痊。大抵脓血大泄，当大补气血为先，虽有他证，以末治之。凡痈大溃，发热恶寒，皆属气血虚甚。若左手脉不足者，补血药当多于补气药；右手脉不足者，补气药当多于补血药，切不可发表。

一妇人患腰痛，脚弱弛长，不能动履，以人参败毒散加苍术、黄柏、泽泻而愈。

一妇人环跳穴作痛，肉色不变，脉紧数，此附骨疽也。脓未成，用内托黄芪酒煎汤加青皮、龙胆草、山栀，数剂而消。

一男子患腿痛，兼筋挛痛，脉弦紧，用五积散加黄柏、柴胡、苍术，治之而愈。

一妇人患附骨疽，久不愈，脓水不绝，皮肤瘙痒，四肢痿软。予以为虚，欲补之。彼惑为风疾，遂服祛风药，竟致不起。陈无择云：人身有皮毛血脉筋膜肌肉骨髓，以成其形，内则有心肝脾肺肾以主之。若随情妄用，喜怒劳佚，致内脏精血虚耗，使皮血筋骨肉痿弱无力以运动，故致痿躄，状与柔风脚气相类。柔风脚气皆外所因，痿则内脏不足之所致也。

一男子患附骨疽，肿硬发热，骨痛筋挛，脉数而沉，用当归拈痛汤而愈。

一男子腿根近环跳穴患痛彻骨,外皮如故,脉数而带滑。此附骨疽,脓将成,用托里药六剂,肿起作痛,脉滑数,脓已成,针之,出碗许;更加补剂,月余而瘳。

一男子腿内患痛,漫肿作痛,四肢厥,咽喉塞,发寒热。诸治不应,乃邪郁经络而然也。用五香连翘汤,一剂诸证少退。又服,大便行二次,诸证悉退而愈。

一妇人两腿作痛,不能伸展,脉弦紧,按之则涩。先以五积散,二剂痛少止;又一剂而止;更以神应养真,而能伸屈。

一男子患腿痛,膝微肿,轻诊则浮,按之弦紧。此鹤膝风也,与大防风汤,二剂已退二三。彼谓附子有毒,乃服败毒药,日渐消瘦,复求治。余谓:今饮食不为肌肤,水谷不能运化精微,灌溉脏腑,周身百脉,神将何依然。故气短而促,真气损也;怠惰嗜卧,脾气衰也;小便不禁,膀胱不藏也;时有躁热,心下虚痞,胃气不能上荣也;恍惚健忘,神明乱也。不治,后果然。此证多患于不足之人,故以加减小续命、大防风二汤有效。若用攻毒药必误。

一妇人患脚气,或时腿筋挛,腹作痛,诸药不应,渐危笃。诸书云:八味丸,治足少阴,脚气入腹,疼痛,上气喘促欲死。遂投一服顿退,又服而愈。肾经虚寒之人,多有此患,乃肾乘心,水克火,死不旋踵,宜急服。

一男子腿痛,兼筋挛骨痛,脉弦紧。以大防风汤二剂,挛少愈,又二剂而肿消。但内一处,尚作痛,脉不弦紧,此寒邪已去,乃所滞瘀浊之物,欲作脓,故痛不止也。用托里药数剂,肿发起,脉滑数,乃脓已成矣,针之。用十全大补汤,月余而安。

一妇人膝肿痛,遇寒痛益甚,月余不愈,诸药不应,脉弦紧。此寒邪深伏于内也,用大防风汤及火龙膏,治之而消。大抵此证,虽云肿有浅深,感有轻重,其所受皆因真气虚弱,邪气得以深袭。若真气壮实,邪气焉能为患邪!故附骨痈疽及鹤膝风证,肾虚者多患之。前人用附子者,以温补肾气,而又能行药势,散寒邪也。亦有体虚之人,秋夏露卧,为冷气所袭,寒热伏结,多成此证,不能转动,乍寒乍热而无汗,按之痛应骨者是也。若经久不消,极阴生阳,寒化为热而溃也。若被贼风所伤,患处不甚热,而洒淅恶寒,不时汗出,熨之痛少止,须大防风汤及火龙膏治之。若失治为弯曲偏枯,有坚硬如石,谓之石疽。若热缓,积日不溃,肉色亦紫,皮肉俱烂,名缓疽。其始末皆宜服前汤,欲其驱散寒邪,以补虚托里也。

一男子右腿赤肿焮痛，脉沉数，用当归拈痛汤，四肢反痛。乃湿毒壅遏，又况下部，药难达，非药不对症。遂砭患处，去毒血，仍用前药，一剂顿减，又四剂而消。

一男子先腿痛，后四肢皆痛，游走不定，至夜益甚，服除湿败毒之剂，不应。诊其脉滑而涩，此湿痰浊血为患，以二陈汤加苍术、羌活、桃仁、红花、牛膝、草乌，治之而愈。凡湿痰湿热，或死血流注关节，非辛温之剂，开发腠理，流通隧道，使气行血和，焉能得愈？

一男子腿痛，每痛则痰盛，或作嘈杂，脉滑而数，以二陈汤加升麻、二术、泽泻、羌活、南星，治之而安。

一男子素有脚气，胁下作痛，发热头晕，呕吐，腿痹不仁，服消毒护心等药，不应。左关脉紧，右关脉弦。此亦脚气也，以半夏左经汤，治之而愈。

一男子脚软肿痛，发热饮冷，大小便秘，右关脉数，乃足阳明经湿热流注也，以大黄左经汤，治之而愈。

一男子臁胫兼踝脚皆焮痛，治以加味败毒而愈。

一男子两腿痛，脉滑而迟。此湿痰所致，以二陈汤加二术、黄柏、羌活、泽泻，治之而消。

一男子两腿肿痛，脉滑而迟，此湿痰所致也。先以五苓散加苍术、黄柏，二剂少愈；更以二陈、二术、槟榔、紫苏、羌活、独活、牛膝、黄柏而瘥。夫湿痰之证，必先以行气利湿健中为主，若中气和，则痰自消，而湿亦无所容矣。

一妇人两腿痛，脉涩而数。此血虚兼湿热，先以苍术、黄柏、知母、龙胆草、茯苓、防风、防己、羌活，数剂肿痛渐愈；又以四物汤加二术、黄柏、牛膝、木瓜，月余而愈。

一男子肢节肿痛，脉迟而数。此湿热之证，以荆防败毒散加麻黄，二剂痛减半；以槟榔败毒散，四剂肿亦消；更以四物汤加二术、牛膝、木瓜，数剂而愈。

一妇人脚胫肿痛，发寒热，脉浮数。此三阳经湿热下注为患，尚在表。用加味败毒散治之，不应，乃瘀血凝结，药不能及也。于患处砭去瘀血，乃用前药，二剂顿退。以当归拈痛汤，四剂而愈。杨大受云：脚气是为壅疾，治法宜宣通之，使气不能成壅也。壅既成而甚者，砭去恶血，而去其重势。经云：畜则肿热，砭射之后，以药治之。

一妇人两腿痛，遇寒则筋挛，脉弦而紧，此寒邪之证。以五积散对四物汤，数剂痛止；更以四物汤加木瓜、牛膝、枳壳，月余而愈。

一男子腿肿筋挛，不能动履，以交加散，二剂而愈。

一妇人患腿痛,不能伸屈,遇风寒痛益甚,诸药不应,甚苦。先以活络丹,一丸顿退,又服而瘥。次年复痛,仍服一丸,亦退大半;更以独活寄生汤,四剂而愈。

一男子素有脚气,又患附骨痛作痛,服活络丹一丸,二证并瘥。上舍俞鲁用素有疝,不能愈,因患腿痛,亦用一丸,不惟腿患有效,而疝亦得愈矣。西蜀彭黄门大安人,臂痛数年,二丸而瘥。留都金二守女,患惊风甚危,诸医皆勿救,自用一丸即愈,且不再作。夫病深伏在内,非此药莫能通达。但近代始云此药引风入骨,如油面之说,故后人多不肯服。大抵有是病,宜用是药,岂可泥于此言,以致难瘥。

一妇人两腿作痛,时或走痛,气短自汗,诸药不应。诊之尺脉弦缓,此寒湿流注于肾经也,以附子六物汤,治之而愈。但人谓附子有毒多不肯服,若用童便炮制,何毒之有?况不常服,何足为虑?予中气不足,以补中益气汤加附子,服之三年,何见其毒也!经云:有是病,用是药。

一妇人肢节肿痛,胫足尤甚,时或自汗,或头痛。此太阳经湿热所致,用麻黄左经汤,二剂而愈。

一妇人患血痹,兼腿酸痛似痹。此阴血虚不能养于筋而然也,宜先养血为主,遂以加味四斤丸治之而愈。

一老人筋挛骨痛,两腿无力,不能步履,以局方换腿丸治之。一妇人筋挛痹纵,两腿无力,不能步履。以三因胜骏丸治之,并愈。河间云:脚气由肾虚而生。然妇人亦有病脚气者,乃因血海虚而七情所感,遂成斯疾。今妇人病此亦众,则知妇人以血海虚而得之,与男子肾虚类也。男女用药固无异,更当兼治七情,无不效也。

一妇人患腿痛,兼足胫挛痛,服发散药愈甚,脉弦紧。此肾肝虚弱风湿内侵也,以独活寄生汤。治之痛止;更以神应养真丹,而弗挛矣。

一男子素有腿痛,饮食过伤,痛益甚。倦怠脉弱,以六君子汤加山楂、神曲、苍术、当归、升麻、柴胡而愈。

一老人素善饮,腿常肿痛,脉洪而缓,先以当归拈痛汤,候湿热少退;后用六君子汤加苍术、黄柏、泽泻,治之而痊。

一男子每饮食少过,胸膈痞闷,或吞酸,两腿作痛。用导引丸,二服顿愈;更以六君子汤加神曲、麦芽、苍术二十余剂,遂不复作。河间云:若饮食自倍,脾胃乃伤,则胃气不能施行,脾气不能四布,故下流乘其肝肾之虚,以致足肿。加之房事不节,阳虚阴盛,遂成脚气。亦有内伤饮食,脾胃之气有亏,不能上升,则下注为脚气者,宜用东垣开结导引丸,开导引水,运化脾气。如脾气虚弱,壅遏不通,致面目发肿,或痛者,宜用导滞通经汤以疏导之。以上十九条乃脚气证,虽非疮毒,因治有验,故录之。

附方

内托羌活汤 治尻臀患痈,坚硬肿痛,两尺脉紧,按之无力。

羌活 黄柏各二钱 防风 当归尾 藁本各一钱 肉桂一钱 连翘 甘草炙 苍术米泔水浸炒 陈皮各半钱 黄芪盐水拌炒,一钱半

作一剂,水酒各一钟,煎至八分,食前服。

隔蒜灸法

槐花酒

仙方活命饮三方见发背

金银花散方见作呕门

托里消毒散方见肿疡门

六君子汤方见作呕门

豆豉饼 治疮疡肿硬不溃,及溃而不敛,并一切顽疮恶疮。用江西豆豉为末,唾津和作饼子,如钱大,厚如三文,置患处,以艾壮于饼上灸之。饼若干,再用唾津和作。如背疮大,用漱口水调作饼,覆患处,以艾铺饼上烧之。如未成者,用之即消;已成者,虽不全消,其毒顿减。前人俱称有奇功,不可忽之。

十全大补汤方见溃疡发热门

独参汤方见杖疮门

内托黄芪柴胡汤 治湿热，腿内近膝股患痛，或附骨痛，初起肿痛，此太阴厥阴之分位也。脉细而弦，按之洪缓有力。

黄芪盐水拌炒,二钱 柴胡 土瓜根各一钱 羌活五分 连翘一钱五分 肉桂 生地黄各三分 当归尾八分 黄柏五分

作一剂,水酒各一钟,煎八分,空心热服。

内托黄芪酒煎汤 治寒湿腿外侧少阳经分患痛,或附骨痛,坚硬漫肿作痛,或侵足阳明经,亦治之。

黄芪盐水拌炒,二钱 柴胡一钱半 连翘 肉桂各一钱 黄柏五分 大力子炒,一钱 当归尾二钱 升麻七分 甘草炒,五分

作一剂,水酒各一钟,煎八分,食前服。

附子饼 治溃疡气血虚不能收敛,或风邪袭之,以致气血不通,运于疮所,不能收敛。用炮附子去皮脐,研末,以唾津和为饼,置疮口处,将艾壮于饼上灸之。每日灸数次,但令微热,勿令痛。如饼干,再用唾津和作,以疮口活润为度。

四君子汤 治脾胃不健,饮食少思,肌肉不生,肢体倦怠。

人参　茯苓　白术炒,各二钱　甘草炙,五分

作一剂,水二钟,姜三片,枣二枚,煎八分,食远服。

人参败毒散方见溃疡发热门

五积散　治风寒湿毒,客于经络,致筋挛骨痛,或腰脚酸疼,或拘急,或身重痛,并治之。

苍术二钱半　桔梗炒,一钱二分　陈皮去白,六分　白芷三分　甘草炙　当归酒拌　川芎　芍药炒　半夏姜制　茯苓去皮,各三分　麻黄去节,六分　干姜炮,四分　枳壳面炒,六分　桂心一钱　厚朴姜制,四分

作一剂,水二钟,姜三片,枣一枚,煎一钟服。

当归拈痛汤　治湿热下注,腿脚生疮,或脓水不绝,或赤肿,或痒痛,或四肢遍身重痛。

羌活五钱　人参　苦参酒制　升麻　葛根　苍术各二钱　甘草炙　黄芩酒拌　茵陈叶酒炒,各五钱　防风　当归身　知母酒炒　泽泻　猪苓各三钱　白术一钱半

作四剂,水二钟,煎一钟,空心并临睡服之。

大防风汤　治三阴之气不足,风邪乘之,两膝作痛,久则膝大,腿愈细,因名曰鹤膝风,乃败证也,非此方不能治。又治痢后脚痛缓弱,不能行步,或腿膝肿痛。

附子炮,一钱　白术炒　羌活　人参各二钱　川芎一钱五分　防风二钱　甘草炙,一钱　牛膝酒浸,一钱　当归酒拌,二钱　黄芪炙,二钱　白芍药炒,二钱　杜仲姜制,三钱　熟地黄用生者,酒拌,蒸半日,忌铁器,二钱

作一剂,水二钟,姜三片,煎八分,空心服。愈后尤宜谨调摄,更服还少丹,或加桂以行地黄之滞。若脾胃虚寒之人,宜服八味丸。

补中益气汤方见溃疡发热门

火龙膏　治风寒湿毒所袭,筋挛骨痛,或肢节疼痛,及湿痰流注,经络作痛,或不能行步。治鹤膝风、历节风疼痛,其效尤速。

生姜八两,取汁　乳香为末　没药为末,各五钱　麝香为末,一钱　真牛皮胶二两,切碎,用广东者

先将姜汁并胶溶化,方下乳香、没药调匀,待稍温,下麝香,即成膏矣。摊贴患处。更服五积散。如鹤膝风,须服大防风汤。

二陈汤　和中理气,健脾胃,消痰进饮食。

半夏姜制　陈皮炒　茯苓各一钱五分　甘草炙,五分

作一剂,水一钟,姜三片,煎六分,食远服。

半夏左经汤　治足少阳经为四气所乘,以致发热腰胁疼痛,头目眩晕,呕吐不食,热闷烦心,腿痹

纵缓。

半夏姜制　干葛　细辛　白术　麦门冬去心　茯苓　桂心去皮　防风　干姜炮　黄芩　柴胡　甘草炙,各一钱

作一剂,水二钟,姜三片,枣一枚,煎八分,食前服。

大黄左经汤　治四气流注足阳明经,致腰脚尖肿痛不可行,大小便秘,或不能食,气喘满,自汗。

细辛　茯苓　羌活　大黄煨　甘草炙　前胡　枳壳　厚朴姜制　黄芩　杏仁去皮尖,炒,各一钱

作一剂,水二钟,姜三片,枣二枚,煎八分,食前服。

加味败毒散　治足三阳经受热毒,流于脚踝,燉赤肿痛,寒热如疟,自汗短气,小便不利,手足或无汗,恶寒。

羌活　独活　前胡　柴胡　枳壳　桔梗　甘草　人参　茯苓　川芎　大黄　苍术各一钱

作二剂,水二钟,姜三片,煎八分服。

附子六物汤　治四气流注于足太阴经,骨节烦痛,四肢拘急,自汗短气,小便不利,手足或时浮肿。

附子　防己各四钱　甘草炙,二钱　白术　茯苓各三钱　桂枝四钱

作二剂,水一钟半,姜三片,煎一钟,食远服。

八味丸 治命门火衰,不能上生脾土,致脾胃虚弱,饮食少思,或食不化,日渐消瘦;及虚劳,渴欲饮水,腰重疼痛,小腹急痛,小便不利;及肾气虚寒,脐腹作痛,夜多旋溺,脚膝无力,肢体倦怠。

即肾气丸每料加肉桂一两,附子一两。其附子每日用新童便数碗,浸五六日,切作四块,再如前浸数日,以草纸包裹,将水湿纸,炮半日,去皮脐尖,切作大片。如有白星,再用火炙,以无白星为度。一两。凡用俱要照此法炮过,方宜用。 方见肺痈门。

每服五十丸,空心盐汤下。

四物汤 方见瘰疬门

交加散 治风寒湿毒所伤,腿脚疼痛,或筋挛骨痛,及腰背挛痛,或头痛恶寒拘急,遍身疼痛,一切寒毒之证并效。

即五积散方见前对人参败毒散方见溃疡发热门。

荆防败毒散 方见溃疡发热门

槟苏散 治风湿流注,脚胫酸痛,或呕吐不食。

槟榔 木瓜各一钱 香附子 紫苏各三分 陈皮甘草炙,各一钱

作一剂,水一钟半,姜三片,葱白三茎,煎一钟,空心服。

麻黄左经汤 治风寒暑湿流注足太阳经,腰足挛痹,关节重痛,憎寒发热,无汗恶寒,或自汗恶风头痛。

麻黄去节 干葛 茯苓 苍术米泔浸炒 防己酒拌 桂心 羌活 防风 细辛 甘草炙,各一钱二分

作一剂,水二钟,姜三片,枣一枚,煎八分,食前服。

加味四斤丸 治肝肾二经气血不足,足膝酸痛,步履不随,如受风寒湿毒以致脚气者,最宜服之。

虎胫骨一两,酥炙 没药另研 乳香另研,各五钱 川乌一两,炮去皮 肉苁蓉 川牛膝一两五钱 木瓜一斤,去穰蒸 天麻一两

余为末,将木瓜、苁蓉捣膏,加酒糊和匀,熟杵丸梧桐子大。每服七八十丸,空心温酒或盐汤任下。

局方换腿丸 治足三阴经为四气所乘,挛痹缓纵,或上攻胸胁肩背,或下注脚膝作痛,足心发热,行步艰辛。

薏苡仁 南星汤炮 石楠叶 石斛 槟榔 萆薢炙 川牛膝 羌活 防风 木瓜各四两 黄芪炙 当归 天麻 续断各一两

为末,酒糊丸梧桐子大。每服五十丸,盐汤送下。

五香连翘散方见肿疡门

三因胜骏丸　治元气不足为寒湿之气所袭，腰足挛拳，或脚面连指，走痛无定，筋脉不伸，行步不随。常服益真气，壮筋骨。

附子炮法见八味丸　当归　天麻　牛膝　木香酸枣仁炒　熟地黄用生者酒拌蒸半日，忌铁器，杵膏　防风各二两　木瓜四两　羌活　乳香各五钱　麝香二钱全蝎炒　没药　甘草炙，各一两

为末，用生地黄三斤，用无灰酒四升，煮干，再晒二日，杵烂如膏，入前末和匀，杵千余下，每两作十丸。每服一丸，细嚼，临卧酒下，作小丸服亦可。

大神效活络丹方见《奇效良方》风门

独活寄生汤　治肝肾虚弱，风湿内攻，两胫缓纵，挛痛痹，足膝挛重。

独活二钱　白茯苓　杜仲姜制　当归酒洗　防风芍药炒　人参　细辛　桂心　芎䓖　秦艽　牛膝酒拌桑寄生真者，各一钱　甘草炙，五分　地黄用生者，酒拌，蒸半日，忌铁器，一钱

作一剂，水二钟，姜三片，煎八分，食前服。

神应养真丹　治厥阴经为四气所袭，脚膝无力，或左瘫右痪，半身不遂，手足顽麻，语言謇涩，气血凝滞，遍身疼痛。

当归酒浸片时,捣膏　川芎　熟地黄制如前方　芍药　羌活　天麻　菟丝子酒制,为末　木瓜各等分

上为末,入地黄、当归二膏,加蜜丸梧子大。每服百丸,空心服下,盐汤亦可。

开结导引丸　治饮食不消,心下痞闷,腿脚肿痛。

白术炒　陈皮炒　泽泻　茯苓　神曲炒　麦蘖炒　半夏姜制,各一两　枳实炒　巴豆霜各一钱五分　青皮　干姜各五钱

为末,汤浸蒸饼,丸如梧子大。每服四五丸,凡十丸,温水下。此内伤饮食,脾胃营运之气有亏,不能上升,则注为脚气,故用此导引行水,化脾气也。

导滞通经汤　治脾经湿热,壅遏不通,面目手足作痛。即五苓散内减猪苓、官桂,加木香、陈皮。每服三钱,滚汤下。

五苓散　治下部湿热疮毒,或浮肿,小便赤少。

泽泻　肉桂去粗皮　白术　猪苓　赤茯苓去皮,各等分

为细末,每服一钱,热汤调服,不拘时。

托里散方见肿疡门

卷 四

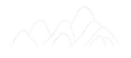

吴郡薛　己著
新都吴玄有校

脱 疽 谓疔生于足趾，或足溃而自脱，故名脱疽。亦有发于手指者，名曰蛀节疔。重者腐去本节，轻者筋挛

　　焮痛者，除湿攻毒，更以隔蒜灸至不痛。焮痛，或不痛者，隔蒜灸之，更用解毒药。若色黑，急割去，速服补剂，庶可救。黑延上，亦不治。色赤焮痛者，托里消毒，更兼灸。作渴者，滋阴降火，色黑者不治。

　　一男子足指患之，焮痛色赤发热，隔蒜灸之，更以人参败毒散去桔梗，加金银花、白芷、大黄，二剂痛止。又十宣散去桔梗、官桂，加天花粉、金银花，数剂而痊。

　　一男子足指患之，色紫不痛，隔蒜灸五十余壮，尚不知痛。又明灸百壮，始痛。更投仙方活命饮四剂，乃以托里药，溃脱而愈。

　　一男子足指患之，大痛，色赤而肿，令隔蒜灸至痛止。以人参败毒散去桔梗，加金银花、白芷、大黄而溃，更以仙方活命饮而痊。此证形势虽小，其恶甚大，须隔蒜灸之。不痛者，宜明灸之，庶得少杀其毒。此证因膏粱厚味，酒面炙煿，积毒所致；或不慎房劳，肾水枯竭；或服丹石补药，致有先渴而后患者，有先患而后渴者，皆肾水涸，不能制火故也。初发而色黑者，不治。赤者水未涸，尚可。若失解其毒，以致肉死色黑者，急斩去之，缓则黑延上，是必死。此患不问肿溃，惟隔蒜灸有效。亦有色赤作痛而自溃者，元气未脱易治。夫至阴之下，血气难到，毒易腐肉，药力又不易达；况所用皆攻痛之药，未免先于肠胃，又不能攻敌其毒，不若隔蒜灸，并割去，最为良法。故孙真人云：在指则截，在内则割。即此意也。

一男子脚背患此，赤肿作痛，令隔蒜灸三十余壮，痛止。以仙方活命饮，四剂而溃。更以托里消毒药而愈。

一男子足指患之，色赤焮痛作渴。隔蒜灸数壮，服仙方活命饮，三剂而溃。更服托里药，及加减八味丸，溃脱而愈。

一男子足指患之，色黑不痛。令明灸三十余壮而痛，喜饮食如常。予谓：急割去之，速服补剂。彼不信，果延上，遂致不救。

一男子脚背患之，色黯而不肿痛，烦躁大渴，尺脉大而涩。此精已绝，不治，后果然。

附方

人参败毒散方见溃疡发热门

隔蒜灸法

仙方活命饮二方见发背门

加减八味丸方见作渴门

十宣散方见肿疡门

肺痈肺痿

喘嗽气急胸满者,表散之;咳嗽发热者,和解之;咳而胸膈隐痛,唾涎腥臭者,宜排脓;喘急恍惚痰盛者,宜平肺;唾脓,脉短涩者,宜补之。

一男子喘咳,脉紧数,以小青龙汤一剂,表证已解;更以葶苈大枣汤,喘止;乃以桔梗汤而愈。

一男子咳嗽气急,胸膈胀满,睡卧不安,以葶苈散二服稍愈,更以桔梗汤而瘥。

一男子咳嗽,项强气促,脉浮而紧,以参苏饮二剂少愈,更以桔梗汤四剂而痊。

一男子咳嗽,两胁胀满,咽干口燥,咳唾腥臭,以桔梗汤四剂而唾脓,以排脓散数服而止,乃以补阴托里之剂而瘳。

一男子咳而脓不止,脉不退,诸药不应,甚危。用柘黄丸,一服少愈,再服顿退,数服而痊。

一妇人唾脓,五心烦热,口干胸闷,以四顺散三剂少止,以排脓散数服而安。

一男子因劳咳嗽不止,项强而痛,脉微紧而数,此肺痈也,尚未成脓。予欲用托里益气药,彼不信,仍服发散药,以致血气愈虚,吐脓不止,竟至不救。经云:肺内主气,外司皮毛。若肺气虚,则腠理不密,皮毛不泽。肺受伤,则皮毛错纵。故患肺痈、肺痿、肠痈者,必致皮毛如此,以其气不能荣养而然也。亦有服表药,见邪不解,仍又发表,殊不知邪不解者,非邪不能解,多因腠理不密,而邪复入也。专用发表,由腠理愈虚,邪愈易入,反为败症矣。宜诊其脉,邪在表者,止当和解而实腠理;乘虚复入者,亦当和解,兼实腠理,故用托里益气之药。若小便赤涩,为肺热所传;短少为肺气虚。盖肺为母,肾为子,母虚不能生子故也。亦有小便频数者,亦为肺虚不能约制耳。

一男子面白神劳,咳而胸膈隐痛,其脉滑数。予以为肺痈,欲用桔梗汤。不信,仍服表药,致咳嗽愈甚,唾痰腥臭,始悟。乃服前汤四剂,咳嗽少定,又以四顺散四剂而脉静,更以托里药数剂而愈。大抵劳伤血气,则腠理不密,风邪乘肺,风热相搏,蕴结不散,必致喘嗽。若误汗下过度,则津液重亡,遂成斯证。若寸脉数而虚者,为肺痿;数而实者,为肺痈。脉微紧而数者,未有脓也;紧长而数者,已有脓也。唾脓自止,脉短而面白者,易治;脓不止,脉洪大,而面色赤者,不治。使其治早可救,脓成则无及矣。《金匮》方论:热在上焦者,因咳为肺痿,得之,或从汗出,或从呕吐,或从消渴,小便利数,或从便难。又彼下药快利,重亡津液,故寸口脉数,其人燥咳,胸中隐隐时痛,脉反滑数,此为肺痈。咳唾脓血,脉数虚者,为肺痿;数实者,为肺痈。

一童子气禀不足,患肺痈,唾脓腥臭,皮毛枯槁,脉浮,按之涩,更无力,用钟乳粉汤治之;一男子患之,形证皆同,惟咽喉时或作痒,痰多胁痛,难于睡卧,用紫菀茸汤治之,并愈。

一弱人咳脓,日晡发热,夜间盗汗,脉浮数而紧。用人参五味子汤,数剂顿退;以紫菀茸汤,月余而痊。

一男子肾气素弱,咳唾痰涎,小便赤色,服肾气丸而愈。

一仆年逾三十,嗽久不愈,气壅不利,睡卧不宁,咯吐脓血,甚虚可畏,其主已弃矣。予以宁肺散,一服少愈,又服而止大半,乃以宁肺汤数剂而痊。所谓有是病,必用是药。若泥前散性涩而不用,何以得愈?

一男子患肺痿,咳嗽喘急,吐痰腥臭,胸满咽干,脉洪数。用人参平肺散六剂,及饮童子小便,诸证悉退,更以紫菀茸汤而愈。童便虽云专治虚火,常治疮疡肿㽲疼痛,发热作渴,及肺痿肺痈,发热口渴者,尤效。

一妇人患肺痿咳嗽，吐痰腥臭，日晡发热，脉数无力。用地骨皮散治之，热止；更用人参养肺汤，月余而安。

一男子咳嗽喘急，发热烦躁，面赤咽痛，脉洪大。用黄连解毒汤，二剂少退；更以栀子汤，四剂而安。一病妇咳而无痰咽痛，日晡发热，脉浮数，先以甘桔汤少愈，后以地骨皮散而热退，更以肾气丸及八珍汤加柴胡、地骨皮、牡丹皮而愈。丹溪云：咳而无痰者，此系火郁之证，及痰郁火邪在中，用苦梗开之，下用补阴降火之剂。不已，则成劳嗽。此证不得志者多有之。又《原病式》曰：人瘦者，腠理疏通而多汗，血液衰少而为燥，故为劳嗽之疾也。

一男子年前病肺痈，后又患咳嗽，头眩唾沫，饮食少思，小便频数。服解散化痰药，不应。诊之脾肺二脉虚甚。余谓：眩晕唾涎属脾气不能上升，小便无度乃肺气不得下制，尚未成痈耳。投以加味理中汤四剂，诸证已退大半，更用钟乳粉汤而安。河间曰《金匮》云：肺痿属热。如咳，又肺痿声哑，声嘶咯血，此属阴虚热甚然也。本论治肺痿吐涎沫而不咳者，其人不渴，必遗尿，小便数，以上虚不能制下故也。此为肺中冷，必眩，多涎唾，用炙甘草、干姜，此属寒也。肺痿涎唾多，心中温液，温液者，用炙甘草汤，此补虚劳也。亦与补阴虚火热不同，是皆宜分治，故肺痿又有寒热之异也。

附方

青龙汤 治肺经受寒,咳嗽喘急。

半夏汤泡七次,二两半　干姜炮　细辛　麻黄去节　肉桂　芍药　甘草炙,各三两　五味子二两,捣炒

每服五钱,水一钟,姜二片,煎七分,食后服。

葶苈大枣泻肺汤 治肺痈胸膈胀满,上气喘急,或身面浮肿,鼻塞声重。

葶苈炒令黄色,研末,每服三钱,用水二钟,枣十枚,煎八分,去枣入药,煎七分,食后服。

升麻汤 治肺痈,胸乳间皆痛,口吐脓腥臭。

川升麻　苦梗炒　薏苡仁　地榆　黄芩炒　赤芍药炒　牡丹皮去心　生甘草各一钱

作一剂,水二钟,煎八分,食远服。

参苏饮 治感冒风邪,咳嗽,涕唾稠粘,或发热头痛,或头目不清,胸膈不利。

木香　苏叶　葛根姜制　前胡　半夏汤泡七次　人参　茯苓各七分　枳壳麸炒　桔梗炒　甘草炙　陈皮去白,各五分

作一剂,水二钟,姜一片,煎八分,食远服,加葱一茎。

桔梗汤 治咳而胸满隐痛,两胠肿满,咽干口燥,烦闷多渴,时出浊唾腥臭。

桔梗炒　贝母去心　当归酒浸　瓜蒌仁　枳壳麸炒　薏苡仁微炒　桑白皮炒　甘草节　防己去皮,各一钱　黄芪盐水拌炒　百合蒸,各钱半　五味子捣炒　甜葶苈炒　地骨皮　知母炒　杏仁各五分

作一剂,水一钟半,生姜三片,煎七分,不拘时,温服。咳加百药煎;热加黄芩;大便不利,加煨大黄少许;小便涩甚,加木通、车前子;烦躁加白茅根;咳而痛甚,加人参、白芷。

排脓散　治肺痈吐脓后,宜服此排脓补肺。

嫩黄芪盐水拌炒　白芷　五味子研,炒　人参各等分

为细末,每服三钱,食后,蜜汤调下。

四顺散　治肺痈吐脓,五心烦热,壅闷咳嗽。

贝母去心　紫菀去苗　桔梗炒,各一钱半　甘草七分

作一剂,水二钟,煎八分,食远服。如咳嗽加杏仁。亦可为末,白汤调服。

如圣柘黄丸　治肺痈咳而腥臭,或唾脓瘀。不问脓成否,并效。肺家虽有方,惟此方功效甚捷,不可忽之。

柘黄一两,为末　百齿霜即梳垢,二钱

用糊为丸,如梧子大,每服三五丸,米饮下。柘

黄,乃柘树所生者,其色黄,状灵芝,江南最多,北方鲜有。

葶苈散 治过食煎煿,或饮酒过度,至肺壅喘不卧,及肺痈浊唾腥臭。

甜葶苈 桔梗炒 瓜蒌仁 川升麻 薏苡仁 桑白皮炙 葛根各一钱 甘草炙,五分

作一剂,水一钟半,生姜三片,煎八分,食后服。

钟乳粉散 治肺气虚久嗽,皮毛枯槁,唾血腥臭,或喘之不已。

钟乳粉煅炼熟 桑白皮蜜炙 紫苏 麦门冬去心,各五分

作一剂,水一钟,姜三片,枣一枚,煎六分,食后服。

紫菀茸汤 治饮食过度,或煎煿伤肺,咳嗽咽干,吐痰唾血,喘急胁痛,不得安卧。

紫菀茸去苗,一钱 犀角镑末 甘草炙 人参各五分 桑叶用经霜者 款冬花 百合蒸,焙 杏仁去皮尖 阿胶蛤粉炒 贝母去心 半夏泡制 蒲黄炒,各一钱

作一剂,水一钟半,生姜三片,煎八分,入犀角末,食后服。

人参五味子汤 治气血劳伤,咳脓,或咯血,寒热往来,夜出虚汗,羸瘦困乏,一切虚损之证并治。

人参　五味子酒炒　前胡　桔梗炒　白术炒　白茯苓去皮　陈皮去白　熟地黄生者酒拌,蒸半日　甘草炙　当归酒拌炒,各一钱　地骨皮　黄芪炙　桑白皮炒　枳壳去穰,炒　柴胡各七分

作一剂,水一钟半,生姜三片,煎八分,食后服。

宁肺散一名宁神散　治久嗽渐咯脓血,胸膈不利,咳嗽痰盛,坐卧不安,语言不出。

乌梅八钱　罂粟壳二斤,去筋蜜炙

为末,每服二钱,煎乌梅汤调下,不拘时。

宁肺汤　治荣卫俱虚,发热自汗,或喘急咳嗽唾脓。

人参　当归　白术炒　川芎　熟地黄制如前　白芍药　五味子捣,炒　麦门冬去心　桑白皮炒　白茯苓　阿胶蛤粉炒　甘草炙,各一钱

作一剂,水二钟,姜三片,煎八分,食后服。

知母茯苓汤　治肺痿喘嗽不已,往来寒热,自汗。

茯苓　黄芩炒,各二钱　甘草炙　知母炒　五味子捣,炒　人参　桔梗　薄荷　半夏姜制　柴胡　白术　麦门冬去心　款冬花各三钱　川芎　阿胶蛤粉炒,各二钱

作一剂,水二钟,姜三片,煎一钟,食后服。

人参平肺散　治心火克肺,传为肺痿,咳嗽喘呕,痰涎壅盛,胸膈痞满,咽嗌不利。

人参　陈皮去白　甘草炙　地骨皮各五分　茯苓知母炒,各七分　五味子捣,炒　青皮　天门冬去心,各四分　桑白皮炒,一钱

作一剂,水二钟,姜三片,煎八分,食后服。

人参养肺汤　治肺痿咳嗽有痰,午后热,并声飒者。

人参　五味子捣,炒　贝母去心　柴胡各四分　桔梗炒　茯苓各一钱五分　甘草五分　桑白皮二钱　枳实麸炒,一钱五分　杏仁炒　阿胶蛤粉炒,各一钱

作一剂,水一钟半,姜三片,枣一枚,煎八分,食后服。

栀子仁汤　治肺痿发热潮热,或发狂烦躁,面赤咽痛。

栀子仁　赤芍药　大青叶　知母炒,各七分　黄芩炒　石膏煅　杏仁去皮尖,炒　升麻各一钱半　柴胡二钱　甘草一钱　豆豉百粒

作一剂,水一钟,煎八分,食远服。

黄连解毒汤方见疮疡作呕门

甘桔汤　治肺气壅热,胸膈不利,咽喉肿痛,痰涎壅盛。

甘草　苦梗各五钱

作一剂,水一钟半,煎八分,食远服。

地骨皮散　治骨蒸潮热,自汗,咳吐腥秽稠痰。

人参　地骨皮　柴胡　黄芪　生地黄各一钱半
白茯苓　知母炒　石膏煅,各一钱

作一剂,水二钟,煎八分,食远服。

肾气丸　治肾气虚,不交于心,津液不降,败浊为
痰,致咳逆。

干山药四两　吴茱萸去核,四两,酒洗　泽泻蒸
牡丹皮白者佳　白茯苓各三两　熟地黄用生者八两酒
拌,铜器蒸半日,砂器亦可,捣膏

余为末,地黄、茱萸杵膏,加蜜,丸如梧子大。每
服五六十丸,空心滚汤送下,盐汤温酒皆可。

八珍汤方见溃疡发热门

加味理中汤　治肺胃俱寒,发热不已。

甘草炙　半夏姜制　茯苓　干姜炮　白术炒　橘
红　细辛　五味子捣,炒　人参各五分

作一剂,水一钟,煎六分,食远服。

肠　痈

小腹硬痛,脉迟紧者,瘀血也,宜下之。小腹焌

痛,脉洪数者,脓成也,宜托之。

一男子小腹痛而坚硬,小便数,汗时出,脉迟紧。以大黄汤,一剂下瘀血合许,以薏苡仁汤四剂而安。

一产妇小腹疼痛,小便不利,以薏苡仁汤二剂痛止;更以四物汤加桃仁、红花,下瘀血升许而愈。大抵此证,皆因荣卫不调,或瘀血停滞所致。若脉洪数,已有脓;脉但数,微有脓;脉迟紧,乃瘀血,下之即愈。若患甚者,腹胀大,转侧作水声,或脓从脐出,或从大便出。宜以丸太乙膏,及托里药。

一妇人小腹肿痛,小便如淋,尺脉芤而迟,以神效瓜蒌散二剂少愈,更以薏苡仁汤二剂而痊。

一男子脓已成,用云母膏,一服下脓升许,更以排脓托里药而愈。后因不守禁忌,以致不救。

一男子里急后重,时或下脓胀痛,脉滑数,以排脓散及蜡矾丸而愈。

一妇人小腹作痛有块,脉芤而涩,以四物汤加玄胡索、红花、桃仁、牛膝、木香,治之而愈。

一妇人小腹隐痛,大便秘涩,腹胀,转侧作水声,脉洪数,以梅仁汤一剂诸证悉退,以薏苡仁汤二剂而瘥。

一妇人腹胀,疠痛不食,纵小便不利,脉滑数。以太乙膏一服,脓下升许,胀痛顿退;以神效瓜蒌散,二剂而全退;更以蜡矾丸及托里药,十数剂而安。

一妇人因经水多,服涩药止之,致腹作痛,以失笑散二服而瘳。

一妇人产后恶露不尽,小腹患痛,服瓜子仁汤,下瘀血而痊。凡瘀血停滞,宜急治之,缓则腐化为脓,最难治疗。若流注骨节,则患骨疽,失治多为败证。

附方

大黄汤 治肠痈,小腹坚肿如掌而热,按之则痛,肉色如故,或焮赤微肿,小便频数,汗出憎寒,其脉迟紧者,未成脓,宜服之。

朴硝 大黄炒,各一钱 牡丹皮 瓜蒌仁研 桃仁去皮尖,各三钱

作一剂,水二钟,煎八分,食前或空心温服。

牡丹皮散 治肠痈腹濡而痛,时时下脓。

牡丹皮 人参 天麻 白茯苓 黄芪炒 薏苡仁 桃仁去皮尖 白芷 当归酒拌 川芎各一钱 官桂 甘草炙,各五分 木香三分

作一剂,水二钟,煎八分,食远服。

梅仁汤 治肠痈腹痛,大便秘涩。

梅核仁九个,去皮尖 大黄炒 牡丹皮 芒硝各一钱 犀角镑末,一钱 冬瓜仁研,二钱

作一剂,水二钟,煎八分,入犀角末,空心服。

神效瓜蒌散方见乳痈门

薏苡仁汤　治肠痈腹中疗痛,或胀满不食,小便涩。妇人产后多有此病,纵非痈,服之尤效。

薏苡仁　瓜蒌仁各三钱　牡丹皮　桃仁去皮尖,各二钱

作一剂,水二钟,煎八分,空心服。

云母膏　治一切疮疽及肠痈方见《丹溪纂要》。

神仙太乙膏　治痈疽及一切疮毒,不问年月深浅,已未成脓,并治之。如发背,先以温水洗净,软帛拭干,用绯帛摊贴,即用冷水送下;血气不通,温酒下;赤白带下,当归酒下;咳嗽,及喉闭缠喉风,并用新绵裹,置口中含化下;一切风赤眼,捏作小饼,贴太阳穴,以山栀子汤下;打扑伤损外贴,内服橘皮汤下;腰膝痛者,患处贴之,盐汤下;唾血者,桑白皮汤下。以蛤粉为衣,其膏可收,十余年不坏,愈久愈烈。又治瘰疬,并用盐汤洗贴,酒下一丸。妇人经脉不通,甘草汤下。一切疥,别炼油少许,和膏涂之。虎犬并蛇蝎汤火刀斧伤,皆可内服外贴。

玄参　白芷　当归　肉桂　大黄　赤芍药　生地黄各一两

为咀,用麻油二斤,入铜锅内,煎至黑,滤去渣,入黄丹十二两,再煎,滴水中,捻软硬得中,即成膏矣。

予尝用,但治疮毒诸内痈,有奇效。忽一妇月经不行,腹结块作痛,贴之经行痛止。遂随前云,治证用之,无不有效,愈知此方之妙用也。

蜡矾丸方见发背门

失笑散 治产后心腹绞痛欲死,或血迷心窍,不知人事,及寻常腹内瘀血,或积血作痛。又妇人气血痛之圣药也,及治疝气疼痛。

五灵脂 蒲黄俱炒,等分

每服二三钱,醋一合,熬成膏,入水一盏,煎七分,食前热服。

四物汤方见瘰疬门

排脓散 治肠痈少腹胀痛,脉滑数,或里急后重,或时时下脓。

黄芪炒 当归酒拌 金银花 白芷 穿山甲蛤粉拌炒 防风 连翘 瓜蒌各二钱

作一剂,用水二钟,煎八分,食前服。或为末,每服二钱,食后蜜汤调下,亦可。

瓜子仁汤 治产后恶露不尽,或经后瘀血作痛,或肠胃停滞,瘀血作痛,或作痈患,并效。

薏苡仁四钱 桃仁去皮尖,研 牡丹皮 瓜蒌仁

作一剂,水二钟,煎八分,食前服。

卷　五

吴郡薛　己著

新都吴玄有校

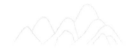

瘰　疬

　　㷌肿脉沉数者，邪气实也，宜泄之。肿痛，憎寒发热，或拘急者，邪在表也，宜发散。因怒结核，或肿痛，或发热者，宜疏肝行气。肿痛脉浮数者，祛风清热。脉涩者，补血为主。脉弱者，补气为主。肿硬不溃者，补气血为主。抑郁所致者，解郁结调气血。溃后不敛者，属气血俱虚，宜大补。虚劳所致者，补之。因有核而不敛者，腐而补之。脉实而不敛，或不消者，下之。

　　一男子患此，肿痛发寒热，大便秘，以射干连翘散六剂，热退大半，以仙方活命饮四剂而消。

　　一妇人耳下肿痛，发寒热，与荆防败毒散，四剂表证悉退；以散肿溃坚汤，数剂肿消大半；再以神效瓜蒌散，四剂而平。

　　一男子肝经风热，耳下肿痛发热，脉浮，以薄荷丹治之而消。

　　一男子每怒，耳下肿，或胁作痛，以小柴胡汤加青皮、木香、红花、桃仁，四剂而愈。

一男子肿硬不作脓，脉弦而数，以小柴胡汤兼神效瓜蒌散各数剂，及隔蒜灸数次，月余而消。

一妇人颈肿不消，与神效瓜蒌散，六剂少退；更以小柴胡汤加青皮、枳壳、贝母，数剂消大半；再以四物对小柴胡，数剂而平。

一男子因暴怒，项下肿痛结核，滞闷兼发热，用方脉流气二剂，胸膈利；以荆防败毒散，二剂而热退；肝脉尚弦涩，以小柴胡加芎、归、芍药，四剂脉证顿退；以散肿溃坚丸，一料将平；惟一核不消，乃服遇仙无比丸二两而瘳。

一妇人久郁，患而不溃，既溃不敛，发热口干，月水短少，饮食无味，日晡尤倦，以益气养荣汤，二十余剂少健。余谓须服百剂，庶保无虞。彼欲求速效，反服斑蝥之剂，及数用追蚀毒药，去而复结，以致不能收敛，出水不止，遂致不救。然此证属虚劳气郁所致，宜补形气，调经脉，未成者自消，已成自溃。若投慓悍之剂，则气血愈虚，多变为瘵证。然坚而不溃，溃而不合，气血不足明矣。况二经之血原自不足，不可不察。

一男子久而不敛，神思困倦，脉虚。余欲投以托里，彼以为迂，乃服散肿溃坚汤，半月余，果发热，饮食愈少。复求治，投益气养荣汤三月，喜其谨守，得以收敛。齐氏云：结核瘰疬初觉，宜内消之；如经久不除，气血渐衰,肌寒肉冷,或脓汁清稀,毒气不出,疮口不合,聚肿不赤,结核无脓,外证不明者,并宜托里;脓未成者,使脓早成;脓已溃者,使新肉早生;血气虚者,托里补之;阴阳不和,托里调之。大抵托里之法,使疮无变坏之证,所以宜用也。

一男子久不敛,脓出更清,面黄羸瘦,每侵晨作泻,与二神丸数服泻止;更以六君子汤加芎、归,月余肌体渐复;灸以豉饼,及用补剂作膏药贴之,三月余而愈。

一妇溃后核不腐,以益气养荣汤三十余剂,更敷针头散腐之,再与前汤三十余刺而敛。

一男子未溃,倦怠发热,以补中益气汤,治之稍愈;以益气养荣汤,月余而溃,又月而瘥。

一妇人肝经积热,患而作痛,脉沉数,以射干连翘汤,四剂少愈;更用散肿溃坚丸,月余而消。丹溪云:瘰病必起于足少阳一经,不守禁忌,延及足阳明经。食味之厚,郁气之久,曰毒,曰风,曰热,皆此二端,拓引变换。须分虚实,实者易治,虚者可虑。此经主决断,有相火,且气多血少,妇人见此,若月水不调,寒热变生,稍久转为潮热,自非断欲食澹,神医不能疗也。

一男子患面肿硬,久不消,亦不作脓,服散坚败毒药,不应。令灸肘尖、肩尖二穴,更服益气养荣汤,月余而消。一男子面硬，亦灸前穴，饮前汤，脓成，针之而敛。一妇人久溃发热，月经每过期且少，用逍遥散兼前汤，两月余气血复而疮亦愈；但一口不收，敷针头散，更灸前穴而痊。常治二三年不愈者，连灸三次，兼用托里药，即愈。一妇人因怒，结核肿痛，察其气血俱实，先以神效散下之，更以益气养荣汤，三十余剂而消。常治此证，虚者先用益气养荣汤，待其气血稍充，乃用神效散，取去其毒，仍进前药，无不效者。

一疬妇咽间如一核所鲠，咽吐不出，倦怠发热，先以四七汤治之，而咽利，更以逍遥散。一妇所患同前，兼胸膈不利，肚腹膨胀，饮食少思，睡卧不安，用分心气饮，并愈。

一室女年十七，项下时或作痛，乍寒乍热，如疟状，肝脉弦长，此血盛之证也。先以小柴胡汤二剂稍愈，更以生地黄丸治之而痊。《妇人良方》云：寡妇之病，自古未有言者，惟仓公传与褚澄，略而论及。言寡者，孟子正谓无夫曰寡是也。如师尼、丧夫之妇，独阴无阳，欲男子而不可得，是以郁悒而成病也。《易》曰：天地绷缊，万物化醇；男女媾精，万物化生。孤阴独阳可乎？夫既处闺门，欲心萌而不遂，致阴阳交争，乍寒乍热，有类疟疾，久而为瘵。又有经闭白淫，痰逆头风，膈气痞闷，面黯瘦瘠等证，皆寡妇之病。诊其脉，独肝脉弦,出寸口而上鱼际。究其脉,原其疾,皆血盛而得。经云:男子精盛则思室,女人血盛则怀胎。观其精血,思过半矣。

一男子耳下患五枚如贯珠,年许尚硬,面色萎黄,饮食不甘,劳而发热,脉数软而涩。以益气养荣汤六十余剂,元气已复,患处已消。一核尚存,以必效散二服而平。

一妇人久不作脓,脉浮而涩。予以气血俱虚,欲补之,使自溃,彼欲内消,专服斑蝥,及散坚之药,气血愈虚而死。

一男子因劳而患,怠惰发热,脉洪大,按之无力,予谓须服补中益气汤。彼不信,辄服攻伐之剂,吐泻不止,亦死。大抵此证原属虚损,若不审虚实,而犯病禁经禁,鲜有不误。常治先以调经解郁,更以隔蒜灸之,多自消。如不消,即以琥珀膏贴之;俟有脓,即针之,否则变生他处。设若兼痰兼阴虚等证,只宜加兼证之剂,不可干扰余经。若气血已复而核不消,却服散坚之剂。至月许不应,气血亦不觉损,方进必效散,或遇仙无比丸,其毒一下,即止二药,更服益气养荣汤数剂以调理。若疮口不敛,宜用豆豉饼灸之,用琥珀膏贴之。气血俱虚,或不慎饮食起居七情者,俱不治。然而此证以气血为主,气血壮实,不用追蚀之剂,彼亦能自腐，但取去，便易于收敛；若气血虚，不先用补剂，而数用追蚀之药，不惟徒治，适足以败矣；若发寒热，眼内有赤脉贯瞳人者，亦不治。一脉者一年死，二脉者二年死。

一男子素弱，溃后核不腐。此气血皆虚，用托里养荣汤，气血将复；核尚在，以篯梃拨去，又服前药，月余而痊。

一男子气血已复，核尚不腐，用针头散，及必效散各三次，不旬日而愈。

一男子患之，痰盛胸膈痞闷，脾胃脉弦。此脾土虚肝木乘之也，当以实脾土伐肝木为主。彼以治痰为先，乃服苦寒化痰药，不应，又加以破气药，病愈甚。始用六君子汤加芎、归数剂，饮食少思；以补中益气汤，倍加白术，月余中气少健；又以益气养荣汤，两月肿消，而血气亦复矣。夫右关脉弦，弦属木，乃木盛而克脾土，为贼邪也。虚而用苦寒之剂，是虚虚也。况痰之为病，其因不一，主治之法不同。凡治痰，用利药过多，则脾气愈虚，虚则痰愈易生。如中气不足，必用参术之类为主，佐以痰药。

一妇人因怒项肿，后月经不通，四肢浮肿，小便如淋，此血分证也。先以椒仁丸数服，经行肿消；更以六君子汤加柴胡、枳壳，数剂颈肿亦消矣。亦有先因小便不利，后身发肿，致经水不通，名曰水分，宜葶苈丸治之。《妇人良方》云：妇人肿满，若先因经水断绝，后至四肢浮肿，小便不通，名曰血分。水化为血，血不通，则复化为水矣，宜服椒仁丸。若先因小便不利，后身浮肿，致经水不通，名曰水分。宜服葶苈丸。

一室女年十九，颈肿一块，硬而色不变，肌肉日削，筋挛急痛。此七情所伤，气血所损之证也，当先滋养血气，不信，乃服风药，后果不起。卢砥镜曰：经云：神伤于思虑则肉脱，意伤于忧愁则肢废，魂伤于悲哀则筋挛，魄伤于喜乐则皮槁，声伤于盛怒则腰脊难以俯仰也。柯侍郎有女适人，夫早逝，女患十指挛拳，掌垂莫举，肤体疮疡粟粟然，汤剂杂进，饮食顿减，几于半载。适与诊之，则非风也，此乃忧愁悲哀所致尔。病属内因，于是内因药，仍以鹿角胶辈，多用麝香熬膏贴痿处，挛能举，指能伸，病渐安。

一病妇四肢倦怠类痿证，以养血气健脾胃药而愈。

一室女性急好怒，耳下常肿痛，发寒热，肝脉弦急。投以小柴胡汤加青皮、牛蒡子、荆芥、防风治之，而寒热退；更以小柴胡汤对四物，数剂而肿消。其父欲除去病根，勿令再发。予谓：肝内主藏血，外主荣筋，若恚怒气逆则伤肝。肝主筋，故筋蓄结而肿，须病者自能调摄，庶可免患。否则肝逆受伤，则不能藏血，血虚则为难瘥之证矣。后不戒，果结三核。屡用追蚀药，不敛而殁。

一少妇耳下患肿，素勤苦，发热口干，月水每过期而至且少。一老媪以为经闭，用水蛭之类通之，以致愈虚而毙。夫月水之为物，乃手少阳、手太阴二经主之。此二经相为表里，主上为乳汁，下为月水，为经络之余气。苟外无六淫所侵，内无七情所伤，脾胃之气壮，则冲任之气盛，故为月水适时而至。然而面色痿黄，四肢消瘦，发热口干，月水过期且少，乃阴血不足也，非有余瘀闭之证。宜以滋养血气之剂，徐而培之，则经气盛，而经水自依时而下。

一放出宫女，年逾三十，两胯作痛，不肿，色不变，大小便作痛如淋，登厕尤痛。此瘀血渍入隧道为患，乃男女失合之证也，难治。后溃不敛，又患瘰疬而殁。此妇为吾乡汤氏妾，汤为商，常在外，可见此妇在内久怀幽郁，及在外又不能如愿，是以致生此疾。愈见流注瘰疬，乃七情气血，皆已损伤，不可用攻伐之剂皎然矣。故《精血篇》云：精未通而御女，以通其精，则五体有不满之处，异日有难状之疾。阴已痿而思色，以降其精，则精不出而内败，小便道涩而为淋。精已耗而复竭之，则大小便道牵疼，愈疼则愈欲大小便，愈便则愈疼。女人天癸既至,逾十年无男子合,则不调;未逾十年,思男子合,亦不调。不调则旧血不出,新血误行,或渍而入骨,或变而为肿,或虽合而难于合。男子多则沥枯虚人,产乳众则血枯杀人。观其精血,思过半矣。

一室女年十七,患瘰疬久不愈,月水尚未通,发热咳嗽,饮食少思。有老媪欲用巴豆、肉桂之类,先通其经。予谓:此证潮热,经候不调者不治。但喜脉不涩,且不潮热,尚可治。须养气血,益津液,其经自行。彼惑于速效之说,仍用之。予曰:非其治也,此类乃慓悍之剂,大助阳火,阴血得之则妄行,脾胃得之则愈虚。经果通而不止,饮食愈少,更加潮热,遂致不救。经云:女子七岁肾气盛,齿更发长,二七天癸至,任脉通,太冲脉盛,月事以时下。然过期而不至是为失常,必有所因。夫人之生,以血气为本,人之病,未有不先伤其气血者。妇女得之,多患于七情。寇宗奭曰:夫人之生以血气为本,人之病未有不先伤其气血者。世有室女童男,积想在心,思虑过当,多致劳损,男子则神色先散,女子则月水先闭。何以致然?盖愁忧思虑则伤心,心伤则血逆竭,血逆竭则神色先散,而月水先闭也。火既受病,不能荣养其子,故不嗜食。脾既虚则金气亏,故发嗽;嗽既作,水气绝,故四肢干;木气不充,故多怒,鬓发焦,筋骨痿。俟五脏传遍,故卒不能死者,然终死矣! 此一种于劳中最难治。盖病起于五脏之中,无有已期,药力不可及也。若或自能改易心志,用药扶接,如此则可得九死一生。举此为例,其余诸方,可按脉与证而治之。张氏云:室女月水久不行,切不可用青蒿等凉剂。医家多以为室女血热,故以凉药解之。殊不知血得热则行,冷则凝,《养生必用方》言之甚详,此说大有理,不可不知。若经候微少,渐渐不通,手足骨肉烦疼,日渐羸瘦,渐生潮热,其脉微数,此由阴虚血弱,阳往乘之,小水不能灭盛火,火逼水涸,亡津液。当养血益阴,慎毋以毒药通之,宜柏子仁丸、泽兰丸。

一男子先于耳前耳下患之,将愈,次年延及项侧缺盆,三年遂延胸腋,不愈。诊之肝脉弦数,以龙荟、散坚二丸治之,将愈,肝脉尚数。四年后,小腹阴囊内股皆患毒,年余不敛,脉诊如前,以清肝养血及前丸而愈。

一疬妇溃后发热,烦躁作渴,脉大无力,此血虚而然也。以当归补血汤,六剂顿退;又以圣愈汤,数剂少健;更以八珍汤加贝母、远志,二十余剂而敛。东垣云:发热恶热,大渴不止,烦躁肌热,不欲近衣,其脉洪大,按之无力,或目痛鼻干者,非白虎汤证也。此血虚发躁,当以当归补血汤主之。又有火郁而热者,如不能食而热,自汗气短者,虚也,以甘寒之剂,泻热补气。如能食而热,口舌干燥,大便难者,以辛苦大寒之剂下之,以泻火补水。

附方

射干连翘散　治寒热瘰疬。

射干　连翘　玄参　赤芍药　木香　升麻　前胡　山栀仁　当归　甘草炙,各七分　大黄炒,二钱

作一剂,水二钟,煎八分,食后服。

荆防败毒散方见溃疡发热门

仙方活命饮方见发背门

小柴胡汤　治瘰疬乳痈,便毒下疳,及肝胆经分一切疮疡,发热潮热,或饮食少思。

半夏姜制,一钱　柴胡二钱　黄芩炒,二钱　人参一钱　甘草炙,五分

作一剂,水二钟,姜三片,煎八分,食远服。

薄荷丹　治风热瘰疬,久服其毒自小便宣出。若未作脓者,自消。

薄荷　皂角去内核　连翘　三棱煨　何首乌米泔水浸　蔓荆子各净,一两　豆豉末二两五钱　荆芥穗一两

上末,醋糊为丸,如梧子大。每服三十丸,食后滚

汤下，日二服。病虽愈，须常服之。

益气养荣汤 治抑郁，或劳伤气血，或四肢颈项患肿，或软或硬，或赤不赤，或痛不痛，或日晡发热，或溃而不敛。

人参　茯苓　陈皮　贝母　香附　当归酒拌川芎　黄芪盐水拌炒　熟地黄酒拌　芍药炒，各一钱甘草炙　桔梗炒，五分　白术炒，二钱

作一剂，水二钟，姜三片，煎八分，食远服。如胸膈痞，加枳壳、香附各一钱，人参、熟地黄各减二分。饮食不甘，暂加厚朴、苍术。往来寒热，加柴胡、地骨皮。脓溃作渴，加参、芪、归、术。脓多或清，加当归、川芎。胁下痛或痞，加青皮、木香。肌肉生迟，加白蔹、官桂。痰多，加橘红、半夏。口干，加五味子、麦门冬。发热，加柴胡、黄芩。渴不止，加知母、赤小豆俱酒拌炒。脓不止，倍加人参、黄芪、当归。

豆豉饼方见臂痈门

二神丸方见作呕门

隔蒜灸法方见发背门

针头散 治一切顽疮瘀肉不尽，及疬核不化，疮口不合，宜用此药腐之。

赤石脂五钱　乳香　白丁香各二钱　砒生　黄丹各一钱　轻粉　麝香各五分　蜈蚣一条，炙干

上为末,搽瘀肉上,其肉自化。若疮口小,或痔疮,用糊和作条子,阴干纴之。凡疮久不合者,内有脓管,须用此药腐之,兼服托里之剂。

如神散 治瘰疬已溃,瘀肉不去,疮口不合。

松香末一两　白矾三钱

为末,香油调搽,干搽亦可。

神效瓜蒌散 方见乳痈门

六君子汤 方见作呕门

散肿溃坚汤 治马刀疮,坚硬如石,或在耳下,或至缺盆,或在肩上,或至胁下,皆手足少阳经证;及瘰疬发于颏,或至颊车,坚而不溃,乃足阳明经中证,或已破流脓水。

柴胡四分　升麻二分　龙胆草酒炒,五分　连翘三分　黄芩酒炒,八分半　甘草炙,三分　桔梗五分　昆布五分　当归尾酒拌　白芍药炒,各二分　黄柏酒炒,五分　知母酒炒,五分　葛根　黄连　三棱酒拌,微炒　广木香各三分　瓜蒌根五分

作一剂,水二钟,煎八分,食后服。

散肿溃坚丸 即散肿溃坚汤料为末,炼蜜丸如梧桐子大。每服七八十丸,食后滚汤送下。

四物汤 治血虚,或发热,及一切血虚之证。

当归酒拌　川芎各一钱五分　芍药炒　生地黄各

一钱

作一剂,水二钟,煎八分,食远服。

当归龙荟丸 治瘰疬痛,或胁下作痛,似有积块,及下疳便痈,小便涩,大便秘,或瘀血凝滞,小腹作痛。

当归酒拌 龙胆草酒拌炒 栀子仁炒 黄连 青皮 黄芩各一两 大黄酒拌炒 芦荟 青黛 柴胡各五钱 木香二钱五分 麝香五分,另研

为末,炒神曲糊丸。每服二三十丸,姜汤下。

分心气饮 治七情郁结,胸膈不利;或胁肋虚胀,噎塞不通;或噫气吞酸,呕秽恶心;或头目昏眩,四肢倦怠,面色痿黄,口苦舌干,饮食减少,日渐羸瘦;或大肠虚秘;或病后虚痞。

木通 赤芍药 赤茯苓 官桂 半夏姜制 桑白皮炒 大腹皮 陈皮去白 青皮去白 甘草炙 羌活各五分 紫苏二钱

作一剂,水二钟,姜三片,枣二枚,灯心十茎,煎八分,食远服。

四七汤方见流注门

生地黄丸 许白云学士云:有一师尼,患恶风体倦,乍寒乍热,面赤心烦,或时自汗。是时疫气大行,医见寒热,作伤寒治之,大、小柴胡汤杂进,数日病剧。

予诊视之曰：三部无寒邪脉，但厥阴肝脉弦长而上鱼际，宜用抑阴之药。遂用此方，治之而愈。

生地黄一两,酒拌捣膏　秦艽　黄芩　硬柴胡各五钱　赤芍药一两

为细末，入地黄膏，加炼蜜少许，丸梧子大。每服三十丸，乌梅煎汤下，日二三服。

方脉流气饮方见流注门

遇仙无比丸　治瘰疬未成脓，其人气体如常，宜服此丸。形气觉衰者，宜先服益气养荣汤，待血气少充，方服此丸。核消后，仍服前汤。如溃后有瘀肉者，宜用针头散，更不敛，亦宜服此丸。敛后，再服前汤。

白术炒　槟榔　防风　黑牵牛半生半炒　密陀僧　郁李仁汤泡,去皮　斑蝥去翅足,用糯米同炒,去米不用　甘草各五钱

为细末，水糊丸，梧子大。每服二十丸，早晚煎甘草槟榔汤下。服至月许，觉腹中微痛，自小便中取下疬毒，如鱼目状，已破者自合，未脓者自消。

必效散　治瘰疬，未成脓自消，已溃者自敛，如核未去更以针头散腐之。若气血虚者，先服益气养荣汤数剂。然后服此散，服而病毒已下，再服前汤数剂。

益气养荣汤方见前

南硼砂二钱五分　轻粉一钱　斑蝥四十个,糯米同

炒熟,去头翅　麝香五分　巴豆五粒,去壳心膜　白槟榔
一个

　　上为细末,每服一钱,壮实者钱半,五更用滚汤调
下。如小水涩滞,或微痛,此病毒欲下也,进益元散一
服,其毒即下。此方斑蝥、巴豆似为峻利,然用巴豆,
乃解斑蝥之毒,用者勿畏。予京师遇一富商,项有瘰
痕一片颇大,询其由,彼云:因怒而致,困苦二年,百
法不应。忽有方士与药一服,即退二三,再服顿退,四
服而平,旬日而痊。以重礼求之,乃是必效散,修合济
人,无有不效。又有一老媪,亦治此症,索重价,始肯
医治。其方法:乃是中品锭子,纤疮内,以膏药贴之,
其根自腐。未尽再用,去尽,更搽生肌药,数日即愈。
人多异之。余见其治气血不虚者果验。若气血虚者,
虽溃去,亦不愈。丹溪亦云:必效散与神效瓜蒌散,
相兼服之,有神效。常以二药兼补剂用之效,故录之。
按锭子虽峻利,亦是一法。盖结核坚硬,非此未见易
腐。必效散内有斑蝥,虽亦峻利,然疬毒之深者,非此
药莫能易解。又有巴豆解其毒,所以疬毒之深者,宜
用之。但气血虚者,用之恐有误。又一道人治此证,
用鸡子七个,每个入斑蝥一枚,饭蒸熟,每日空心食一
枚,求者甚多。考之各书瘰疬门及本草亦云,然气血
虚者,恐不能治也。

三品锭子

上品：去十八种痔。

白明矾二两　白砒一两零五分　乳香三钱五分　没药三钱五分　牛黄三钱

中品：去五漏，及翻花瘤、气核。

白明矾二两　白砒一两五钱　乳香　没药各三钱　牛黄二钱

下品：治瘰疬、气核、疔疮、发背、脑疽诸恶证。

白明矾二两　白砒一两五钱　乳香二钱五分　没药二钱五分　牛黄三分

先将砒末入紫泥罐内，次用矾末盖之，以炭火煅令烟尽，取出研极细末，用糯米糊和为梃子，状如线香，阴干。纤疮内三四次，年深者，六五次，其根自腐溃。如疮露在外，更用蜜水调搽，干上亦可。

益元散

滑石煅，六两　甘草炙，二两

上各另为末，和蜜，每服二钱，热汤、冷水任下。

逍遥散　治妇人血虚，五心烦热，肢体疼痛，头目昏重，心忪颊赤，口燥咽干，发热盗汗，食少嗜卧，及血热相搏，月水不调，脐腹胀痛，寒热如疟，及治室女血弱，荣卫不调，痰嗽潮热，肌体羸瘦，渐成骨蒸。

当归酒拌　芍药　茯苓　白术炒　柴胡各一钱　甘

草七分

作一剂,水二钟,煎八分,食远服。

补中益气汤方见溃疡发热门

治血分椒仁丸

椒仁 甘遂 续随子去皮,研 附子 郁李仁 黑牵牛 当归 五灵脂碎研 吴茱萸 延胡索各五钱 芫花醋浸,一钱 石膏 蚖青十枚,去头翅足,同糯米炒黄,去米不用 斑蝥十个,糯米炒黄,去米不用 胆矾一钱 人言一钱

为末,面糊为丸,如豌豆大。每服一丸,橘皮汤下。

此方药虽峻利,所用不多。若畏而不服,有养病害身之患。常治虚弱之人,用之亦未见其有误也。临川陈良甫,集历代明医精义著论,为《妇人良方》,究阴阳,分血气,条分缕析,用心精密,药岂轻用者,慎勿疑畏。

治水分葶苈丸

葶苈炒,另研 续随子去壳,各半两,研 干笋末一两

为末,枣肉丸如梧子大。每服七丸,煎匾竹汤下。如大便利者,减续随子、葶苈各一钱,加白术五钱。

又方 治经脉不利即为水,水流走四肢,悉皆肿满,名曰血分。其候与水相类,医作水治之非也。宜

用此方。

人参　当归　大黄湿纸裹，三斗米下，蒸米熟，去纸，切，炒　桂心　瞿麦穗　赤芍药　白茯苓各半两　葶苈炒，别研，一钱

为末，炼蜜丸如梧桐子大。空心米饮下十五丸至二三十丸。见《养生必用方》。

柏子仁丸　治月经短少，渐至不通，手足骨肉烦疼，日渐羸瘦，渐生潮热，其脉微数。此由阴虚血弱，阳往乘之，少水不能灭盛火，火逼水涸，亡津液。当养血益阴，慎毋以毒药通之。宜柏子仁丸、泽兰汤主之。

柏子仁炒，研　牛膝酒拌　卷柏各半两　泽兰叶　续断各二两　熟地黄用生者，三两，酒拌蒸半日，忌铁器杵膏

为末，入地黄膏，加炼蜜丸梧子大。每服三十丸，空心米饮下。

泽兰汤　治证同前。

泽兰叶三两　当归酒拌　芍药炒，各一两　甘草五钱

为粗末，每服五钱，水二钟，煎至一钟，去滓温服。

托里养荣汤　治瘰疬流注，及一切不足之证。不作脓，或不溃，或溃后发热，或恶寒，肌肉消瘦，饮食少思，睡眠不宁，盗汗不止。

人参　黄芪炙　当归酒拌　川芎　芍药炒　白术

炒, 各一钱　五味子炒, 研　麦门冬去心　甘草各五分
熟地黄用生者, 酒拌, 蒸半日, 忌铁器

作一剂, 水二钟, 姜三片, 枣一枚, 煎八分, 食
远服。

琥珀膏　治颈项瘰疬, 及腋下初如梅子, 肿结硬
强, 渐若连珠, 不消不溃, 或溃而脓水不绝, 经久不瘥,
渐成漏证。

琥珀膏一两　木通　桂心　当归　白芷　防风
松脂　朱砂研　木鳖子肉, 各五钱　麻油二斤　丁香
木香各三钱

先用琥珀、丁香、桂心、朱砂、木香为细末, 其余为
咀, 以油二斤四两浸七日, 入铛中, 慢火煎, 白芷焦黄
漉出, 徐下黄丹一斤, 以柳条不住手搅, 煎至黑色, 滴
水中, 捻硬软得中, 却入琥珀等末, 搅令匀, 于磁器盛
之。用时取少许, 摊纸上, 贴之。

流　注

暴怒所致, 胸膈不利者, 调气为主。抑郁所致而
不痛者, 宜调经脉补气血。肿硬作痛者, 行气和血。
溃而不敛者, 益气血为主。伤寒余邪未尽者, 和而解
之。脾气虚, 湿热凝滞肉理而然, 健脾除湿为主。闪

胕瘀血凝滞为患者,和血气,调经络。寒邪所袭,筋挛骨痛,或遍身痛,宜温经络,养血气。

一妇人暴怒,腰肿一块,胸膈不利,时或气走作痛,与方脉流气饮,数剂而止;更以小柴胡汤对四物,加香附、贝母,月余而愈。

一男子因怒胁下作痛,以小柴胡汤对四物,加青皮、桔梗、枳壳治之而愈。

一男子臀肿一块微痛,脉弦紧,以疮科流气饮,四剂而消。

一妇人因怒胁下肿痛,胸膈不利,脉沉迟,以方脉流气饮数剂,少愈;以小柴胡汤对二陈,加青皮、桔梗、贝母,数剂顿退;更以小柴胡汤对四物,二十余剂而痊。

一男子腿患溃而不敛,用人参养荣汤及附子饼,更以补剂,煎膏药贴之,两月余而愈。

一老人伤寒,表邪未尽,股内患肿发热,以人参败毒散,二剂热止。灸以香附饼,又小柴胡汤加二陈、羌活、川芎、归、术、枳壳,数剂而消。

一男子脾气素弱,臀肿一块不痛,肉色不变,饮食少思,半载不溃。先以六君子汤,加芎、归、芍药,二十余剂饮食渐进;更以豆豉饼,日灸数壮;于前药内再加黄芪、肉桂三十余剂,脓熟针去;以十全大补汤,及附子饼灸之，月余而敛。

一男子腿患肿，肉色不变不痛，脉浮而滑，以补中益气汤加半夏、茯苓、枳壳、木香饮之，以香附饼熨之。彼谓气无补法，乃服方脉流气饮，愈虚。复求治，以六君子汤加芎、归数剂，饮食少进；再用补剂，月余而消。夫气无补法，俗论也。以其为病痞闷壅塞，似难于补，殊不知正气虚而不能运行，则邪气滞而为病。经云：壮者气行则愈，怯者弱者则着而为病。苟不用补法，气何由而行乎！

一妇人因闪䐃肩患肿，遍身作痛，以黑丸子二服而痛止；以方脉流气饮，二剂而肿消；更以二陈对四物，加香附、枳壳、桔梗而愈。

一妇人腿患筋挛骨痛，诸药不应，脉迟紧，用大防风汤二剂，顿退，又二剂而安。又一妇患之亦然，先用前汤二剂，更服黑丸子而痊。此二患若失治，溃成败证。

一男子臂肿，筋挛骨痛，年余方溃，不敛。诊其脉更虚，以内塞散一料，少愈；以十全大补汤，及附子饼灸之而愈。《精要》云：留积经久，极阴生阳，寒化为热。以此溃多成瘘，宜早服内塞散排之。

一妇人溃后发热，予以为虚。彼不信，乃服败毒药，果发大热，竟至不救。夫溃疡虽有表证发热，宜以托里药为主,佐以表散之剂,何况瘰疬流注乎? 若气血充实,经络通畅,决无患者。此证之因,皆由气血素亏,或七情所伤,经络有郁结;或腠理不密,六淫外侵,隧道壅塞。若不审其所因,辨其虚实,鲜不误人!

一男子腿肿一块,经年不消,且不作脓,饮食少思,强食则胀,或作泻,日渐消瘦。诊之,脉微细。此乃命门火衰,不能生土,以致脾土虚而然也。遂以八味丸,饮食渐进,肿患亦消。

一男子背胛患之,微肿,形劳气弱,以益气养荣汤,间服黑丸子,及木香、生地黄作饼,覆患处熨之。月余脓成,针之,仍服前药而愈。

一男子腿患,久而不敛,饮大补药及附子饼,更用针头散纴之而愈。

一男子臂患,年余尚硬,饮食少思,朝寒暮热。以八珍汤加柴胡、地骨皮、牡丹皮,月余寒热稍止;继以益气养荣汤及附子饼灸之,两月余,脓成针之;更服人参养荣汤,半载而痊。

一妇人脓溃清稀,脉弱恶寒,久而不愈,服内塞散,灸以附子饼而瘳。

一妇人腰间患一小块,肉色如常,不溃,发热。予谓:当以益气养荣解郁之药治之。彼家不信,另服流气饮。后针破出水，年余而殁。一妇人久不敛，忽发寒热，余决其气血俱虚，彼反服表散之剂，果大热，亦死。大抵流注之证，多因郁结或暴怒，或脾气虚，湿气逆于肉理；或腠理不密，寒邪客于经络；或闪扑或产后瘀血流注关节；或伤寒余邪未尽为患，皆因真气不足，邪得以乘之。常治郁者开之，怒者平之，闪扑及产后瘀血者散之，脾虚及腠理不密者除而补之，伤寒余邪者调而解之，大要以固元气为主，佐以见证之药。如久而疮口寒者，更用豆豉饼或附子饼灸之；有脓管或瘀肉者，用针头散腐之自愈，锭子尤效。若不补血气，及不慎饮食、起居、七情，俱不治。

一男子元气素弱，将欲患此，胸膈不利，饮食少思。予欲治以健脾胃，解郁结，养血气。彼不从，乃服辛香流气之剂，致腹胀；又服三棱、蓬术、厚朴之类，饮食愈少，四肢微肿，兼腰肿一块，不溃而殁。盖此证本虚痞，今用克伐之剂，何以不死？况辛香燥热之剂，但能劫滞气冲，快于一时，若不佐制，过服则益增郁火，煎熬气液而为痰，日久不散，愈成流注之证。

一男子臂患，出腐骨三块，尚不敛，发热作渴，脉浮大而涩。乃气血俱损，须多服生血气之剂，庶可保全。彼惑于火尚未尽，仍用凉药内服外敷，几危，始求治。其形甚瘁，其脉愈虚。先以六君子汤加芎、归，月余饮食渐进；以八珍汤加肉桂三十余剂，疮色乃赤；更以十全大补汤，外以附子饼灸之，仅年而瘥。《医林集要》云：骨疽，乃流注之败证也，如用凉药则内伤其脾，外冰其血。脾主肌肉，脾气受伤，饮食必减，肌肉不生。血为脉络，血受冰，则气血不旺而愈滞。宜用理脾，脾健则肉自生，而气自运行矣。又有白虎飞廉，留连周期，或展转数岁，冷毒朽骨，出尽自愈。若附骨腐者可痊，正骨腐则为终身废疾矣。有毒自手足或头面肿起，或兼疼痛，上至颈项骨节去处，如疬病贯珠，此风湿流气之证也，宜以加减小续命汤，及独活寄生汤治之。有两膝肿痛起，或至遍身骨节疼痛者，此风湿痹，又名病节风，宜用附子八物汤治之。又有结核在项腋，或两乳傍，或两胯软肉处，名曰瘰疬痈，属冷证也。又有小儿宿痰失道，致结核于颈项臂膊胸背之处，亦冷证也，俱用热药敷贴。已上诸证，皆缘于肾，肾主骨，肾虚则骨冷而为患也。所谓骨疽，皆起于肾，亦以其根于此也，故用大附子以补肾气。肾实则骨有生气，而疽不附骨矣。

一妇人经水不调，两月一至，或三月一至，四肢微肿，饮食少思，日晡发热。予曰：此脾胃气血皆虚也，须先用壮脾胃、养气血之剂，饮食进则浮肿自消，气血充则经自调矣。彼以为缓，乃用峻剂，先通月经，果腹痛泻不止,致遍身浮肿,饮食愈少,殁于木旺之月。褚氏云:月水不调,久则血结于内生块,变为血瘕,亦作血癥。血水相并,壅塞不通,脾胃虚弱,变为水肿。所以然者,脾候身之肌肉,象于土,土主克于水,水血既并,脾气衰弱不能克消,致水气流溢,浸渍肌肉,故肿满也。观此,岂宜用克伐之剂?

一妇人禀弱性躁,胁臂肿痛,胸膈痞满。服流气败毒药,反发热不食;以四七汤数剂,胸宽气利;以小柴胡汤对四物,加陈皮、香附,肿痛亦退。大抵妇人情性执着,不能宽解,多被七情所伤,遂致遍身作痛,或肢节肿痛,及气填胸满,或如梅核塞喉,咽吐不出;或涎痰壅盛,上气喘急;或呕逆恶心,甚者渴闷欲绝。产妇多有此证,宜服四七汤,先调滞气,更以养血之药。若因思忧,致小便白浊者,用此药,吞青州白丸子屡效。

附方

方脉流气饮 治瘰疬流注,及郁结聚结肿块,或走注疼痛,或心胸痞闷,咽塞不利,胁腹膨胀,呕吐不食,上气喘急,咳嗽痰盛,面目或四肢浮肿,大小便秘。

紫苏 青皮去白 当归酒拌 芍药炒 乌药
茯苓 桔梗炒 半夏姜制 川芎 黄芪炙 枳实麸炒
防风 陈皮去白 甘草炙,各一钱 木香 大腹皮

槟榔　枳壳麸炒,各五分

作一剂,水二钟,姜三片,枣一枚,煎八分,食远服。

疮科流气饮　治流注及一切恚怒,气结肿作痛,或胸膈痞闷,或风寒湿毒,搏于经络,致气血不和,结成肿块,肉色不变,或漫肿木闷无头。

桔梗炒　人参　当归酒拌　官桂　甘草　黄芪盐汤浸炒　厚朴姜制　防风　紫苏　芍药　乌药　枳壳各七分　槟榔　木香　川芎　白芷各五分

作一剂,水二钟,煎八分,食远服。

益气养荣汤方见瘰疬门

二陈汤方见臀痈门

黑丸子　治风寒袭于经络,肿痛或不痛;或打扑跌坠,筋骨疼痛,瘀血不散,遂成肿毒;及风湿四肢疼痛,或手足缓弱,行步不前;并妇人血风劳损。

百草霜　芍药各二两　赤小豆一两六钱　白蔹一两六钱　白及　当归各四钱　骨碎补焙,八钱　川乌炮,二钱　南星焙,三钱　牛膝焙,六钱

上为末,炼蜜丸梧子大。每服三十丸,盐汤或酒下。风疾哽吃,煨葱一茎,温酒下。孕妇勿服。

人参败毒散方见溃疡发热门

豆豉饼

附子饼二方见臀痈门

小柴胡汤

四物汤二方见瘰疬门

香附饼　治瘰疬流注肿块或风寒袭于经络,结肿或痛,用香附为末,酒和,量疮大小做饼覆患处,以热熨斗熨之,未成者内消,已成者自溃。若风寒湿毒,宜用姜汁作饼。

六君子汤方见作呕门

十全大补汤

补中益气汤二方见溃疡发热门

大防风汤方见臀痈门

内塞散　治阴虚阳气腠袭患肿,或溃而不敛,或风寒袭于患处,致气血不能运至,久不愈,遂成漏证。

附子用童便数碗浸三日,切作四块,再浸数日,炮,童便一日一换,一两　肉桂去皮　赤小豆　甘草炙　黄芪盐水浸炒　当归酒拌　茯苓　白芷　桔梗炒　川芎　人参　远志去心　厚朴姜制,各一两　防风四钱

为末,每服二钱,空心温酒下。或酒糊为丸,盐汤下,亦可。或炼蜜为丸服亦可。

八味丸方见臀痈门

二神丸方见作呕门

针头散方见瘰疬门

八珍汤

人参养荣汤二方见溃疡发热门

四七汤　治七情郁结，状如破絮，或如梅核，鲠在咽间；或中脘痞满，痰涎壅盛；或喘，或恶心，少食。

紫苏叶一钱　厚朴一钱半　茯苓一钱　半夏姜制，七分

作一剂，水一钟半，姜三片，枣二枚，煎六分，食远服。

疮疡作渴

尺脉大或无力而渴者，宜滋阴降火。上部脉沉实而渴者，宜泻火。上部脉洪数而渴者，宜降火。胃脉数而渴者，宜清胃火。气虚不能生津液而渴者，宜补中气。脉大无力或微弱而渴者，宜补气血。脓血大泄，或疮口出血而渴者，大补气血。如不应，急用独参汤。

一男子作渴，欲发疽，以加减八味丸治之而消。

一男子患脑疽，发热，脉数无力，依前丸治之。不信，自服滋阴药，以致不救。

一男子日饮水数碗，冬月亦然，彼恃壮切喜。后口舌生疮，欲治以前丸，彼以为谬，乃服生津液药，渴

不能止,发背疽而殁。

一男子脚面发疽,愈而作渴,以前丸治之而愈。夫加减八味丸,治阴虚火动之圣药也,有是证者,何以舍此。

一富商禀赋颇厚,素作渴,日饮水数碗,面发一毒,用消毒药,溃而虽愈,尺脉尚数,滑亦不止,时孟秋。予谓:此水涸火旺之脉也,须服加减八味丸,以补肾水,制心火,庶免疽毒之患。彼不信,至夏果脚背发疽,脉数,按之则涩而无力,足竟黑腐而死。

一男子禀颇实,乏嗣,服附子等药致作渴,左足大指患疽,色紫不痛,脉亦故而涩,亦死。大抵发背、脑疽、脱疽,肿痛色赤,水衰火旺之色,尚可治。若黑若紫,火极似水之象也,乃肾水已竭,精气固涸,决不治。《外科精要》云:凡病疽之人,多有既安之后,忽发渴疾而不救者,十有八九。疽疾将安,而渴疾已作,宜服加减八味丸。既安之后,而渴疾未见,宜先服之,以防其未然。若疾形已见,卒难救疗。凡痈疽愈后,宜服补药;若用峻补之药,则发热;又况痈疾人,安乐之后,多传作渴疾,不可治疗,当预服加减八味丸;如能久服,永不生渴疾,气血亦壮。未发疽人,或先有渴证,尤宜服此药,渴疾既安,疽亦不作。

又一贵人病疽,疾未安而渴作,一日饮水数升,愚遂献此方。诸医大笑云：此药若能止渴，我辈当不复业医矣。乃用木瓜、紫苏、乌梅、人参、茯苓、百药煎等生津液之药止之，而渴愈甚，数剂之后，茫无功效。不得已而用此，服之三日渴止。因此相信，遂久服，不特渴疾不作，气血亦壮，饮食加倍，强健过于少壮之年。盖用此药，非予敢自执鄙见，实有源流。自为儿时，闻先君知县云：有一士夫病渴疾，诸医皆用渴药，治疗累载不安。有一名医诲之，使服加减八味丸，不半载而疾痊，因疏其病源。今医者治痈，却以生津液止渴之药，误矣。其疾本起于肾水枯竭，不复上润，是以心火上炎，不能既济，煎熬而生渴。今服八味丸，降其心火，生其肾水，则渴自止矣。复疏其药性云：内北五味子，最为得力，此一味，独能生肾水，平补降心气，大有功效。家藏此方，亲用有验，故敢详著之。使有渴疾者，信其言，专志服饵取效，无为庸医所惑，庶广前人之志。如臂痛，脚气，风气，四肢拘挛，上气眼晕，肺气喘嗽，消食，利小便，久服轻身，聪明耳目，令人光泽多子。

一老人冬月口舌生疮，作渴，心脉大而实，尺脉大而虚。予谓：乃下消证也，患在肾，须加减八味丸补之，否则后发疽难疗。彼以为迂，仍服三黄等药降火，次年夏令，果患疽而殁。东垣曰：膈消者，以白虎加人参汤治之。中消者，善食而瘦，自汗，大便硬，小便数。《脉决》云：口干饶饮水，多食亦肌虚，成消中者，调胃承气汤、三黄丸治之。下消者，烦躁引饮，耳轮焦干，小便如膏。又云：焦烦水易亏，此肾消也，六味地黄丸加五味子、肉桂即加减八味丸治之。《总录》所谓未传能食者，必发脑疽、背疮；不能食者，必传中满鼓胀，皆谓不治之证。洁古老人分而治之，能食而渴者，白虎加人参汤；不能食而渴者，钱氏白术散，倍加葛根治之。上中既平，不复传下消矣。前人用药，厥有旨哉！或曰：未传疮疽者何也？此火邪盛也，其疮痛甚而不溃，或赤水者是也。经云：有形而不痛阳之类也，急攻其阳，勿攻其阴，治在下焦，元气得强者生，失强者死。

一妇人面患毒，焮痛发热作渴，脉数，按之则实，以凉膈散二剂少愈，以消毒药数剂而平。

一男子肩患疽作渴，脉数有力，以黄连解毒汤，三剂而止，更以仙方活命饮，四剂溃而愈。

一男子溃而烦渴不安，以圣愈汤二剂而宁，以人参、黄芪、当归、地黄四剂渴止，以八珍汤二十余剂而愈。

大抵溃后有此证，属气血不足，须用参、芪以补气，当归、地黄以养血。若用苦寒之剂，必致有误。

一男子患毒作渴，右关脉数，以竹叶黄芪汤治稍愈,更以补中益气汤加黄芩而愈。

一男子溃后口干,遇劳益甚,以补中益气汤加五味子、麦门冬治之而愈,更以黄芪六一汤而敛。

附方

加减八味丸 治疮疡痊后及将痊,口干渴,甚则舌或生黄,及未患先渴。此肾水枯竭,不能上润,以致心火上炎,水火不能既济,故心烦躁作渴,小便频数,或白浊阴痿,饮食不多,肌肤渐消,或腿肿脚先瘦。服此以生肾水,降心火,诸证顿止。及治口舌生疮不绝。

山药一两 桂心去皮,半两 山茱萸净肉一两,酒浸杵膏 泽泻切片蒸焙 白茯苓各半两 五味子炒,二两半 牡丹皮一两 熟地黄用生者八两,酒拌铜器蒸半日,捣膏

为细末,入二膏,加炼蜜少许,丸梧子大。每服六七十丸,五更初未言语前,或空心用盐汤送下。

凉膈散 治积热疮疡焮痛,发热烦渴,大便秘,及咽肿痛,或生疮毒。

连翘一钱 山栀子炒 大黄炒 薄荷 黄芩各五分 甘草一钱半 朴硝五分

作一剂,水二钟,煎八分,食远服。或为末,每服五钱,水一钟,煎七分,温服亦可。

仙方活命饮方见发背门

黄连解毒汤方见作呕门

补中益气汤方见溃疡发热门

竹叶黄芪汤

淡竹叶二钱　生地黄　麦门冬去心　黄芪蜜炙
当归酒拌　川芎　甘草　黄芩炙　芍药　人参　半夏
姜制　石膏煅,各二钱

作一剂,水二钟,煎八分,食远服。

八珍汤方见溃疡发热门

圣愈汤

独参汤二方见杖疮门

黄芪六一汤　治溃后作渴。若人无故作渴,必发痈疽,宜常服此药,可免患。

绵黄芪六两,一半生焙,一半盐水磁器盛,饭上蒸三次,焙干　甘草一两,半生半炙

每剂一两,用水二钟,煎八分,食远服。或为末,每服二钱,早晨日午以白汤调服更妙,加人参尤效。

作　呕

喜寒恶热而呕者,宜降火。喜热恶寒而呕者,宜养胃气。脉实便秘而呕者,宜泻火。脉细肠鸣腹痛,

泻而呕者,托里温中。

一男子胸患毒,焮肿喜冷,脉洪数,以黄连解毒汤,二剂顿退;更加金银花散,六剂而消。

一男子因疮痛伤胃气,少食作呕,恶寒,以六君子汤加当归,四剂稍愈;以十宣散加白术、茯苓、陈皮,数剂而脓成,针之;又以前散去防风、白芷,数剂而痊。

一男子患发背肿硬,烦渴便秘,脉沉实作呕,以内疏黄连汤,二剂少愈;以金银花散,四剂,并隔蒜灸而消。

一男子腋下患毒,咳逆不食,肠鸣切痛,四肢厥冷,脉细,以托里温中汤,二剂顿愈;更以香砂六君子汤、二神丸,而饮食顿进;以十全大补汤,下十余剂而敛。

一妇人脾气素弱,患毒未作脓,发寒热兼呕,以不换金正气散二剂而止,以托里散六剂而溃,更以健脾药而敛。

一病妇恶心少食,服解毒药愈呕,此胃气虚也,以六君子汤加生姜,治之而安。戴氏名元礼,南院使云:如恶心者,无声无物,欲吐不吐,欲呕不呕,虽曰恶心,实非心经之病,皆在胃口上,宜用生姜,盖能开胃豁痰也。

附方

黄连解毒汤　治积热疮疡,焮肿作痛,烦躁饮冷,脉洪数,或口舌生疮,或疫毒发狂。

黄芩　黄柏炒　黄连炒　山栀各一钱半

作一剂,水二钟,煎七分,热服。

六君子汤　治一切脾胃不健,或胸膈不利,饮食少思,或作呕,或食不化,或膨胀,大便不实,面色萎黄,四肢倦怠。

人参　白术炒　茯苓　半夏姜制　陈皮各一钱
甘草炙,五分

作一剂,水二钟,姜三片,枣二枚,煎八分,食远服。

香砂六君子汤　治一切脾胃不健,饮食少思,或作呕,或过服凉药,致伤脾胃。即六君子汤加藿香、砂仁。

托里温中汤　治疮为寒变而内陷者,脓出清解,皮肤凉,心下痞满,肠鸣切痛,大便微溏,食则呕,气短吃逆不绝,不得安卧,时发愦愦。

丁香　沉香　茴香　益智仁　陈皮　木香　羌活　干姜炮,各一钱　甘草炙　附子炮,去皮脐,各二钱

作一剂,水二钟,姜三片,煎八分,不拘时服。

按罗谦甫曰:经云:寒淫于内,治以辛热,佐以苦

温。姜、附大辛热,温中外,发阳气,自里之表以为君。羌活苦辛,温透关节。炙甘草温补脾胃,行经络,通血脉。胃寒则呕吐吃逆不绝,不下食,益智、丁、沉大辛热,以散寒为佐。疮气内攻,气聚而为满,木香、陈皮苦辛温,治痞散满为使。

十宣散方见发背门

金银花散 消毒托里,止痛排脓,不问肿溃,并效。

金银花 黄芪盐水浸炒 当归酒拌 甘草各等分

为末,每服一二钱,滚汤调入酒少许服。大人每服一两,水煎服,随饮酒二三杯。

隔蒜灸法方见发背门

十全大补汤方见溃疡发热门

不换金正气散 治疮疡发热之人,脾气虚弱,寒邪相搏,痰停胸膈,以致发寒热。服此正脾气,则痰气自消,寒热不作。

厚朴去皮,姜制 藿香 半夏姜制 苍术米泔浸 陈皮去白,各一钱 甘草炙,五分

作一剂,水二钟,姜三片,枣二枚,煎七分,食远服。

二神丸 治一切脾肾俱虚,侵晨作泻,或饮食少思,或食而不化,或作呕,或作泻,或久泻不止。如脾

经有湿,大便不实者,神效。常治一切脾肾不足之证,无不效也。李验封邦秀童僮年逾四十,遍身发肿,腹胀如鼓,甚危,诸药不应。用此丸数服,饮食顿进,其肿渐消,兼以除湿健脾之剂而愈。

破故纸四两,炒　肉豆蔻二两,生用

上为末,用大红枣四十九枚,生姜四两切碎,同枣用水煮熟,去姜取枣肉,和药丸梧子大。每服五十丸,空心盐汤下。

卷 六

吴郡薛　己著
新都吴玄有校

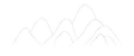

咽　喉

疼痛或寒热者，邪在表也，宜发散。肿痛痰涎壅盛者，邪在上也，宜降之。痛而脉数无力者，属阴虚，宜滋阴降火。肿痛发热便闭者，表里俱实病也，宜解表攻里。如证紧急，更刺患处，或刺少商穴。

一男子咽痛而脉数，以荆防败毒散加芩、连二剂少愈；乃去芩、连，又二剂而愈。

一男子咽喉肿闭，牙关紧急，针不能入，先刺少商二穴出黑血，口即开；更针患处，饮清咽利膈散，一剂而愈。大抵吐痰针刺，皆有发散之意，故多效。尝见此证，不针刺，多致不救。

一妇人咽喉肿痛，大小便秘，以防风通圣散一剂，诸证悉退；又荆防败毒散，三剂而安。常治此证，轻则荆防败毒散、吹喉散，重则用金钥匙，及刺患处，出血最效，否则不救。针少商二穴，亦可，不若刺患处之为神速耳。

一男子咽喉肿痛，脉数而实，以凉膈散，一剂而痛止；以荆防败毒散加牛蒡子，二剂而肿退；以荆防败毒散二剂，又以甘、桔、荆、防、玄参、牛蒡子，四剂而平。

一男子咽喉肿闭，痰涎壅甚，以胆矾吹咽中，吐痰碗许；更以清咽利膈汤，四剂而安。

一男子咽喉肿痛，药不能下，针患处，出紫血少愈；以破棺丹噙之，更以清咽消毒散，服之而愈。

一男子咽喉干燥而痛，以四物汤加黄柏、知母、玄参，四剂少愈；更以人参固本丸，一剂不再发。

一男子口舌生疮，服凉药愈甚，治以理中汤而愈。

一男子咽痛，午后益甚，脉数无力，以四物汤加黄柏、知母、荆、防，四剂而愈；仍以前药去荆、防，加玄参、甘、桔数剂，后不再发。

一弱人咽痛，服凉药，或遇劳愈甚，以补中益气汤加芩、连，四剂而愈；乃去芩、连，又数剂，不再发。常治午后痛，去芩、连，加知母、黄柏、玄参，亦效。

一老人咽痛，日晡尤甚，以补中益气汤加酒炒黄柏、知母，数剂而愈。

一男子乳蛾肿痛，脉浮数，尚未成脓，针去恶血，饮荆防败毒散，二剂而消。

一男子乳蛾肿痛，饮食不入，疮色白，其脓已成，针之，脓出即安。

一男嗌痛肿痛,脉浮数,更沉实,饮防风通圣散一剂,泻一次,势顿退;又荆防败毒散,二剂而消。

一男子咽喉肿痛,予欲针之,以泄其毒。彼畏针,止服药,然药既熟,已不能下矣。始急针患处,出毒血,更饮清咽消毒药而愈。

一患者,其气已绝,心头尚温,急针患处,出黑血即苏。如鲍符卿、乔侍御素有此证,每患皆以针去血即愈。

大抵咽喉之症,皆因火为患,其害甚速,须分缓急,及脓成否。若肿闭及壅塞者,死在反掌之间,宜用金钥匙吹患处,吐出痰涎,气得通即苏。若吐后仍闭,乃是恶血,或脓毒为患,须急针患处,否则不治。前人云:治喉闭之火,与救火同,不容少待。又云走马看喉闭,信夫!治喉之方固多,惟用针有回生之功。

一男子口舌生疮,饮食不甘,劳而愈甚,以理中汤治之顿愈。

一男子口舌糜烂,服凉药愈甚,脉数而无力,以四物加酒炒黄柏、知母、玄参,一剂顿退,四剂而痊。

一男子口舌生疮,脉浮而缓,饮补中益气汤加炮姜,更以桂末含之即愈。

一男子患之,劳而愈甚,以前药加附子三片,二剂即愈。丹溪云:口疮服凉药不愈者,此中焦气不足,虚火泛上无制,用理中汤,甚则加附子。

一男子咽喉作痛,痰涎上壅,予欲治以荆防败毒散,加连翘、山栀、牛蒡子,彼自服甘寒降火之药,反加发热,咽愈肿痛。急刺少商二穴,仍以前药加麻黄汗之,诸证并退。惟咽间一紫处仍痛,此欲作脓,以前药去麻黄一剂,脓溃而愈。凡咽痛之疾,治之早,或势轻者,宜用荆防败毒散以散之;治之迟,或势重者,须刺少商穴。瘀血已结,必刺患处,亦有刺少商。咽虽利而未全消者,必成脓也,然脓去即安。若有大便秘结者,虽经针刺去血,必欲以防风通圣散攻之。甘寒之剂非虚火不宜用。

一妇人咽间作痛,两月后始溃,突而不敛,遍身筋骨亦痛,诸药不应。先以萆薢汤,数剂而敛;更以四物汤倍用萆薢、黄芪二十余剂,诸证悉退。一弥月小儿,先于口内患之,后延于身上,年余不愈,以萆薢为末,乳汁调服,母以白汤调服,月余而愈。一男子咽间先患,及于身,服轻粉之剂,稍愈;已而复发,仍服之,亦稍愈;后大发,上腭溃蚀,与鼻相通,臂腿数枚,其状如桃,大溃,年余不敛,神思倦怠,饮食少思,虚证悉具,投以萆薢汤为主,以健脾胃之剂兼服之,月余而安。一妇人患之,脸鼻俱蚀,筋骨作痛,脚面与跟各肿一块,三月而溃,脓水淋漓,半载不敛,治以前药亦愈。

萆薢汤方见杨梅疮门

一男子齿痛,脉数实便秘,用防风通圣散即愈。

一男子齿痛,而胃脉数而有力,以清胃散加石膏、荆芥、防风,二剂而痊。

一男子齿痛甚,胃脉数实,以承气汤一剂即止。

一男子齿痛,脉浮无力,以补中益气汤加黄连、生地黄、石膏治之,不复作。

一老人齿痛,午后即发,至晚尤甚,胃脉数而实,以凉膈散加荆芥、防风、石膏,一剂而瘳。

一妇人常口舌糜烂,颊赤唇干,眼涩作渴,脉数,按之则涩。此心肺壅热,伤于气血为患,名热劳证也,当多服滋养血药。彼欲速效,用败毒寒剂攻之,后变瘵证而殁。《妇人良方》云:妇人热劳者,由心肺壅热,伤于气血,气血不调,脏腑壅滞,热毒内积,不得宣通之所致也。其候心神烦躁,颊赤头痛,眼涩唇干,四肢壮热,烦渴不止,口舌生疮,神思沉昏,嗜卧少寐,饮食无味,举体酸疼,或时心怔,或时盗汗,肌肤日渐消瘦,故名热劳也。

附方

荆防败毒散方见溃疡发热门

清咽利膈汤 治积热咽喉肿痛,痰涎壅盛,或胸膈不利,烦躁饮冷,大便秘结。

金银花　防风　荆芥　薄荷　桔梗炒　黄芩炒

黄连炒,各钱半　山栀炒,研　连翘各二钱　玄参　大

黄煨　朴硝　牛蒡子研　甘草各七分

作一剂,水二钟,煎一钟,食后服。

金钥匙　治喉闭、缠喉风痰涎壅塞盛者,水浆

难下。

焰硝一两五钱　硼砂五钱　脑子一字　白僵蚕一

钱　雄黄二钱

各另为末,和匀,以竹管吹患处,痰涎即出。如痰

虽出,咽喉仍不消,急针患处,去恶血。

凉膈散方见作渴门

防风通圣散方见天泡疮门

补中益气汤方见溃疡发热门

刺少商穴法　穴在手大指内侧,去爪甲如韭叶。

刺入二分许,以手自臂勒至刺处出血,即消。若重者,

及脓成者,必须针患处,否则不治。复绘图于卷末。

四物汤方见瘰疬门

破棺丹方见发背门

理中汤　治脾胃不健,饮食少思,或作呕,或服寒

药,致饮食少思,或肚腹作痛。

人参　干姜炮　甘草炙　白术炒,各一钱半

作一剂,水一钟,煎五分,食远服。

清胃散 治胃经湿热，牙齿或牙龈肿痛，或牵引头脑，或面发热，并治之。

当归身酒拌，一钱 黄连 生地黄酒拌，各二钱 牡丹皮一钱五分 升麻二钱

作一剂，水二钟，煎七分，食远服。

承气汤 治肠胃积热，口舌生疮，或牙齿龈作痛。

大黄煨 甘草 朴硝各二钱

作一剂，水一钟半，煎八分，食前服。

清咽消毒散 治咽喉生疮肿痛，痰涎壅盛，或口舌生疮，大便秘结。即荆防败毒散加芩、连、硝黄。方见溃疡发热门

人参固本丸 治肺气燥热作渴，或小便短少赤色，及肺气虚热，小便涩滞如淋，此虚而有火之圣药也。

生地黄酒拌 熟地黄用生者酒拌，铜器蒸半日 天门冬去心 麦门冬去心，各一两 人参五钱

除人参为末，余药捣膏，加炼蜜少许，丸梧子大。每服五十丸，空心盐汤或温酒下，中寒人不可服。

癍　疹 附小儿丹毒

脉浮者，消风为主。脉浮数者，祛风清热。脉沉

数者,泻火为主。脉数按之沉实者,解表攻里。

一妇人患癍,作痒脉浮,以消风散,四剂而愈。

一妇人患癍,作痒脉浮数,以人参败毒散二剂少愈,更以消风散四剂而安。

一男子患癍,色赤紫焮痛,发热喜冷,脉沉实,以防风通圣散一剂顿退,又以荆防败毒散加芩、连四剂而愈。

一妇人患癍,痒痛,大便秘,脉沉实,以四物汤加芩、连、大黄、槐花,治之而愈。

一老人患疹,色微赤,作痒,发热,以人参败毒散二剂少愈,以补中益气汤加黄芩、山栀而愈。

一小儿患疹作痛,发热烦渴,欲服清凉饮下之。诊其脉不实,举指不数,此邪在经络也,不可下,遂用解毒防风汤,二剂而愈。此证小儿多患之,须审在表在里,及邪之微甚而治之。王海藏曰:前人云:首尾俱不可下者,何也? 曰:首不可下者,为癍未见于表,下则邪气不得伸越,此脉证有表而无里,故禁首不可下也;尾不可下者,为癍毒已显于外,内无根蒂,大便不实,无一切里证,下之则癍气逆陷,故禁尾不可下也。一儿作痒发热,以消毒犀角饮,一剂作吐泻,此邪气上下俱出也,毒自解,少顷吐泻俱止,其疹果消。吐泻后,脉见七至,此小儿和平之脉也,邪已尽矣,不须治,果愈。洁古云:瘾疹之病,其为证各异。发焮肿于外者,属少阳三焦相火也,谓之瘾;小红靥行皮肤之中不出者,属少阳君火也,谓之疹。凡显瘾证,若自吐泻者,慎勿乱治而多吉,谓邪气上下皆出也。瘾疹并出,小儿难禁,是以别生他证也。首尾不可下,大抵安里之药多,发表之药少,秘则微疏之,令邪气不壅,并令其次第出,使儿易禁也。身温暖者顺,身凉者逆。

一男子患丹毒,焮痛便秘,脉数而实,服防风通圣散不应,令砭患处,去恶血,仍用前药即愈。

一小儿腿患丹如霞,游走不定,先以麻油涂患处,砭出恶血,毒即散;更以金银花散,一剂而安。

一小儿患之,外势虽轻,内则大便不利,此患在脏也,服大连翘饮,敷神效散而瘥。

一小儿遍身皆赤,砭之,投解毒药而即愈。

一小儿遍身亦赤,不从砭治,以致毒气入腹,遂不救。此症乃恶毒热血,蕴蓄于命门,遇相火而合起也。如霞片者,须砭去恶血为善。如肿起赤色,游走不定者,宜先以生麻油涂患处,砭之以泄其毒。凡从四肢起入腹者不治。虽云丹有数种,治有数法,无如砭之为善。常见患稍重者,不用砭法,俱不救也。

附方

消风散方见疮疥门

荆防败毒散方见溃疡发热门

四物汤方见瘰疬门

防风通圣散方见天泡疮门

人参败毒散

补中益气汤二方见溃疡发热门

清凉饮方见发背门

消毒犀角饮子 治瘢或瘾疹瘙痒或作痛,及风热疮毒。

牛蒡子二钱 荆芥 防风各一钱半 甘草三分

作一剂,水一钟,煎五分,徐徐服。

解毒防风汤 治瘢或瘾疹,痒或作痛。

防风一钱 地骨皮 黄芪 芍药 荆芥 枳壳炒,各二钱

作一剂,水一钟,煎五分,徐徐服。

金银花散方见作呕门

神功散方见发背门

大连翘饮方见天泡疮门

砭法 治小儿丹毒色赤,游走不定,用细磁器击碎,取有锋芒者一块,以箸一根,劈开头尖夹之,用线缚定,两指轻撮箸,稍令磁芒正对患处,悬寸许,再用

箸一根,频击箸头,令毒血遇刺皆出,却以神功散敷搽。毒入腹者,不救。

天泡疮 旧名

脉浮发热,或拘急者,发散表邪。脉沉发热便秘者,解表攻里。发热小便赤涩者,分利消毒。

一小儿患此,焮痛发热,脉浮数,挑去毒水,以黄柏、滑石末敷之;更饮荆防败毒散,二剂而愈。

一男子焮痛发热,服祛风清热药愈炽,诊其脉沉实,乃邪在内也,用防风通圣散一剂顿愈,又荆防败毒散二剂而安。夫此证虽属风热,当审在表里,治无误。

一小儿焮赤发热,以黄柏、滑石末敷之,饮大连翘汤二剂少愈,更以金银花散而痊。

附方

荆防败毒散 方见溃疡发热门

防风通圣散 治一切风热积毒,疮肿发热,便秘,表里俱实者。

芍药炒 芒硝 滑石煅 川芎 当归酒拌 桔梗 石膏煅 荆芥 麻黄各四分半 薄荷 大黄煨 山栀炒 白术炒 连翘 甘草炙 防风 黄芩炒,各五分

作一剂,水一钟,煎八分服。

大连翘饮 治瘢疹丹毒瘙痒，或作痛，及大人小儿，风邪热毒焮痛，或作痒，小便涩。

连翘 瞿麦 荆芥 木通 芍药 当归酒拌 蝉蜕 甘草 防风 柴胡 滑石煅 山栀 黄芩各一钱

作一剂，水一钟半，煎七分，如小儿宜为细末，每服一二钱，滚汤调下。

金银花散方见作渴门

杨梅疮 近时称。从咽喉患起者，仍见咽喉门

湿胜者宜先导湿。表实者宜先解表。里实者宜先疏内。表里俱实者，解表攻里。表虚者补气。里虚者补血。表里俱虚者补气血。

一男子玉茎患之，肿痛，先以导水丸、龙胆泻肝汤各四服，少愈；再以小柴胡汤加黄柏、苍术，五十余剂而平。

一男子玉茎肿溃，小便赤色，肝木弦数，以小柴胡汤加木通、青皮、龙胆草四剂，又龙胆泻肝汤，数剂而痊。

一童子玉茎患之，延及小腹数枚作痛，发热，以小柴胡汤吞芦荟丸，更贴神异膏，月余而安。

一男子遍身皆患，左手脉浮而数，以荆防败毒散治之，表证乃退；以仙方活命饮六剂，疮渐愈；兼饮萆薢汤，月余而愈。

一妇人焮痛，便秘作渴，脉沉实，以内疏黄连汤二剂，里证已退；以龙胆泻肝汤数剂，疮毒顿退；间服萆薢汤，月余而愈。

一男子患之，发热便秘，作渴，两手脉实，以防风通圣散治之而退，以荆防败毒散兼龙胆泻肝汤而痊。

一男子愈后，腿肿一块，久而溃烂不敛，以蒜捣烂敷患处，用艾隔蒜灸之，更贴神异膏，及服黑丸子并托里药，两月而愈。

一妇人燃轻粉药，于被中薰之，致遍身皮塌，脓水淋漓，不能起居，以滑石、黄柏、绿豆粉末等分，铺席上，令可卧，更饮金银花散，月余而痊。

一男子皆愈，但背肿一块甚硬，肉色不变，年余方溃，出水三载不愈，气血俱虚，饮食少思。以六君子汤加当归、藿香，三十余剂少愈；更饮萆薢汤，两月余而愈。

一男子患之势炽，兼脾胃气血皆虚，亦服前药而瘥。

一妇人患之，皆愈，惟两腿两臁各烂一块如掌，兼筋挛骨痛,三载不愈,诸药不应,日晡热甚,饮食少思。
以萆薢汤兼逍遥散,倍用茯苓、白术,数剂热止食进;
贴神异膏,更服八珍汤加牛膝、杜仲、木瓜,三十余剂
而痊。

附方

导水丸_{方见便痈门}

龙胆泻肝汤_{方见下疳门}

荆防败毒散_{方见溃疡发热门}

内疏黄连汤_{方见肿疡门}

仙方活命饮_{方见发背门}

防风通圣散_{方见天泡疮门}

隔蒜灸法_{方见发背门}

八珍汤_{方见溃疡发热门}

黑丸子_{方见流注门}

金银花散_{方见作渴门}

小柴胡汤_{方见瘰疬门}

神异膏 治痈疽疮毒甚效,此疮疡中第一药也。

露蜂房_{孔多者,一两} 蛇蜕_{盐水洗,焙,半两} 玄参
_{半两} 黄芪_{三钱} 男子发_{洗,如鸡子一团} 杏仁_{去皮尖,}
_{一两} 黄丹_{十二两} 真麻油_{二斤}

先以玄参、杏仁、黄芪入油,煎至将黑色,方入蜂
房、蛇蜕、乱发,再煎至黑,滤去渣,徐徐下黄丹,慢火

煎，以柳枝不住手搅，滴水捻软硬得中，即成膏矣。

萆薢汤 治杨梅疮，不问新旧溃烂，或筋骨作痛，并效。用四川萆薢俗呼土茯苓，每用一两，以水三钟，煎二钟，去渣，不拘时，徐徐温服。若患久，或服攻击之剂致伤脾胃气血等症者，以此一味为主，而加以兼症之剂。

芦荟丸方见下疳门

又捷法 治杨梅疮不问新旧并效，不过旬日。用胆矾、白矾末并水银各三钱半，入香油、津唾各少许和匀。坐无风处，取药少许涂两脚心，以两手心对脚心擦磨良久，再涂药少许，仍前再擦，用药尽即卧，汗出或大便去垢，口出秽涎为验。连擦三日，煎通圣散澡洗，更服内疏黄连汤或败毒散。愈后服萆薢汤，有热加芩、连，气虚参、芪，血虚四物之类。

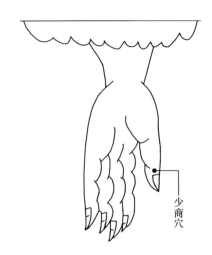

少商穴

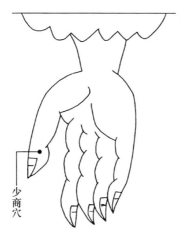

少商穴

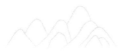

卷 七

吴郡薛　己著
新都吴玄有校

便 痈

内蕴热毒,外挟寒邪者,解散之。劳役而患者,补之。不遂交感,或强固精气,致败精而结者,解散之。湿热而致者,清肝导湿。

一男子患此,未作脓,小便秘涩,以八正散三剂稍愈,以小柴胡汤加泽泻、山栀、木通,二剂而消。

一男子肿痛,发寒热,以荆防败毒散二剂而止,以双解散二剂而消。

一男子脓未成,大痛,服消毒托里内疏药,不应。诊之脉洪大。毒尚在,以仙方活命饮,一剂痛止,又一剂而消。

一男子肿痛,日晡发热,以小柴胡汤加青皮、天花粉,四剂痛止热退;以神效瓜蒌散,四剂而消。

一男子肿而不溃,以参、芪、归、术、白芷、皂角刺、柴胡、甘草节,数剂而溃;以八珍汤加柴胡,数剂而愈。

一男子溃而肿不消,且不敛,诊之脉浮而涩,以豆豉饼灸之,更以十全大补汤,月余而愈。

中医临床必读丛书 重刊

一男子溃而痛不止，以小柴胡汤加黄柏、知母、芎、归，四剂少止；更以托里当归汤，数剂而敛。

一男子燃肿作痛，大小便秘，脉有力，以玉烛散二剂顿退，更以龙胆泻肝汤四剂而消。

一男子溃而痛不止，诸药不应，诊之脉大，按之则数，乃毒未解也，以仙方活命饮而止，又二剂而敛。

一男子服克伐之药，以求内消，致泻利少食，以二神丸先止其泻；以十全大补倍加白术、茯苓，数剂而消。

大抵此证多患于劳逸之人，亦有内蕴热毒而生者，须辨虚实及成脓否，不可妄投药饵。尝见治此证者，概用大黄之类下之求内消，或脓成令脓从大便出，鲜有见其瘥也。人多欲内消者，盖恐收口之难也。若补养血气，不旬日而收矣，何难之有？若脓既成，岂有可消之理？如再用克伐之剂，反为难治。

一男子不慎房劳，患此肿痛，以双解散，一服通之，其痛即止；更以补中汤数剂，而脓成，针之；以八珍汤加五味子、麦门冬、柴胡，三十余剂而愈。大抵便痈者，血疝也，俗呼为便毒，言于不便处肿毒，故为便痈也。乃足厥阴肝之经络，及冲任督脉，亦属肝之旁络，是气血流通之道路。今壅而肿痛，此则热毒所致，宜先疏导其滞，更以托里之剂，此临证制宜之法也。

一老妇肿痛，脓未作，小便涩，肝脉数，以加减龙胆泻肝汤加山栀、黄柏,四剂而消。

附方

双解散 治便痈,内蕴热毒,外挟寒邪,或交感强固精气,致精血交错,肿结疼痛,大小便秘者,宜用此药通解,更随证调治。

辣桂 大黄酒拌炒 白芍药 牵牛炒,捣 桃仁去皮尖 泽泻 甘草炒 干姜炮,各五分

作一剂,水二钟,煎八分,空心服。

补中益气汤 方见溃疡发热门

加减龙胆泻肝汤 方见下疳门

八正散 治积热小便癃闭不通,及一切淋证,脉实。

大黄酒拌炒 车前子炒 瞿麦 萹蓄 山栀仁炒 木通 甘草各一钱 滑石煅,二钱

作一剂,水二钟,煎八分,食前服。

仙方活命饮 方见发背门

小柴胡汤 方见瘰疬门

荆防败毒散 方见溃疡发热门

神效瓜蒌散 方见乳痈门

八珍汤 方见溃疡发热门

豆豉饼 方见肾痈门

十全大补汤 方见溃疡发热门

二神丸方见作呕门

导水丸　治便痈初起肿痛,及下疳大小便秘,又治杨梅疮初起,湿盛之际,宜先用此丸数服。

大黄酒拌炒　黄芩炒,二钱　黑牵牛末炒　滑石煅,各四两

为末,糊丸梧子大。每服五十丸,临卧,温水下。

桃仁承气汤　治症同玉烛散。方见杖疮门

玉烛散　治便痈初起,肿痛发热,大小便秘,用此以行散之。

川芎　当归酒拌　芍药　生地黄酒拌　芒硝　大黄煨,各二钱　甘草炙,五分

作一剂,水二钟,煎八分,食前服。

托里当归汤　治溃疡气血俱虚发热,及瘰疬流注乳痈,不问肿溃,但疮疡气血虚而发热者,皆宜服之。久服能收敛疮口。

当归酒拌　黄芪盐水拌炒　人参　熟地黄酒拌　川芎　芍药炒,各一钱　柴胡　甘草炙,各五分

作一剂,水二钟,煎八分,食远服。

悬痈

焮痛或发热者,清肝解毒。肿痛者,解毒为主。

肿痛小便赤涩者,肝经湿热也,宜分利清肝。不作脓或不溃者,气血虚也,宜补之。

一男子患此,燃痛发寒热,以小柴胡汤加制甘草,二剂少退,又制甘草四剂而消。大抵此症属阴虚,故不足人多患之。寒凉之剂,不可过用,恐伤胃气。惟制甘草一药,不损气血,不动脏腑,其功甚捷,最宜用之,不可忽也。

一男子肿痛,小便赤涩,以加减龙胆泻肝汤加制甘草,二剂少愈;以参、芪、归、术、黄柏、知母、制甘草,四剂而溃;更以四物汤加黄柏、知母、参、芪、制甘草而痊。

一男子脓清不敛,内有一核,以十全大补汤加青皮、柴胡、制甘草,更以豆豉饼灸之,核消而敛。

一男子久而不敛,脉大而无力,以十全大补汤加五味子、麦门冬,灸以豆豉饼,月余而愈。

一老人年余不敛,诊其脉,尚有湿热。以龙胆泻肝汤,二剂湿退;乃以托里药,及豆豉饼灸之而愈。

一男子肿痛发热,以小柴胡汤加黄连、青皮,四剂少愈,更以加减龙胆泻肝汤而消。

一男子肿痛未作脓,以加减龙胆泻肝汤二剂少愈,以四物汤加木通、知母、黄柏而消。

一男子脓熟不溃,胀痛,小便不利,急针之,尿脓皆利；更以小柴胡汤加黄柏、白芷、金银花，四剂痛止；以托里消毒散，数剂而愈。常见患者多不肯用针，待其自破。殊不知紧要之地，若一有脓，宜急针之，使毒外发，不致内溃。故前人云：凡疮若不针烙，毒结无从而解，脓瘀无从而泄。又云：宜开户以逐之。今之患者，反谓地部紧要，而不用针，何其相违之远矣！

一男子脓熟不溃，脉数无力，此气血俱虚也，欲治以滋阴益血气之剂，更针之，使脓毒外泄。彼不从，仍用降火毒药，致元气愈虚，后溃不敛，竟至不救。夫悬痈之症，原系肝肾二经阴虚，虽一于补，尤恐不治，况脓成而又克伐，不死何俟？常治初起肿痛，或小便赤涩，先以制甘草一二剂及隔蒜灸，更饮龙胆泻肝汤；若发热肿痛者，以小柴胡汤加车前、黄柏、芎、归；脓已成，即针之；已溃者，用八珍汤加制甘草、柴胡梢、炒黄柏、知母；小便涩而脉有力者，仍用龙胆泻肝汤加制甘草；小便涩而脉无力者，用清心莲子饮加制甘草；脓清不敛者，用大补之剂，间以豆豉饼灸之；久而不敛者，用附子饼灸之，并效。

附方

小柴胡汤 方见瘰疬门

制甘草 治悬痈肿痛，或发寒热，不问肿溃，并有神效。其法：每大甘草一两，切三寸许，用涧水一碗浸透,慢火炙干,仍投前水浸透,再炙,将碗水炙干为度,剉细,用无灰酒一碗,煎至七分,去渣,空心服。

加减龙胆泻肝汤方见下疳门

四物汤方见瘰疬门

十全大补汤方见溃疡发热门

豆豉饼方见臀痈门

隔蒜灸法方见发背门

托里消毒散方见肿疡门

清心莲子饮方见下疳门

八珍汤方见溃疡发热门

附子饼方见臀痈门

下　疳

肿痛或发热者,肝经湿热也,清肝除湿。肿痛发寒者,邪气传表也,发散之。肿痛小便赤涩者,肝经热湿壅滞也,疏肝导湿。

一男子患此,肿硬焮痛寒热,先以人参败毒散二剂而止,更以小柴胡汤加黄连、青皮治之而愈。

一男子溃而肿痛,小便赤涩,以加减龙胆泻肝汤加青皮、黄连,二剂少愈;以小柴胡汤加黄柏、知母、当归、茯苓,数剂而愈。

一男子因劳，茎窍作痒，时出白物，发热口干，以清心莲子饮治之而安。

一男子溃而肿痛发热，日晡尤甚，以小柴胡汤加黄连、知母、当归而愈。

一男子已愈，惟茎中一块不散，以小柴胡汤加青皮、荆、防服之，更以荆芥、防风、牛膝、何首乌、滑石、甘草各五钱，煎汤熏洗，各数剂而消。

一男子茎肿不消；一男子溃而肿痛发热，小便秘涩，日晡或热；一小儿肿痛，诸药不应，各以小柴胡汤，吞芦荟丸数服，并愈。

一男子阴茎或肿，或作痛，或挺纵不收；一男子茎中作痛，筋急缩，或作痒，白物如精，随溺而下，此筋疝也，并用龙胆泻肝汤治之，皆愈。张子和曰：遗溺闭癃，阴痿臊痹，精滑白淫，皆男子之疝也，不可妄归之肾冷。若血涸不月，月罢腰膝上热，足躄，嗌干癃闭，少腹有块，或定或移，前阴突出，后阴痔核，皆女子之疝也。但女子不谓疝，而谓之瘕。

一男子玉茎肿痛，小便如淋，自汗甚苦，时或虽尿血不许，尺脉洪数，按之则涩，先用清心莲子饮加牛膝、山栀、黄柏、知母、柴胡，数剂少愈，更以滋肾丸一剂而痊。《玉机微义》云：如自汗小便少，不可以药利之。既已自汗，则津液外亡，小便自少。若利之，则荣卫枯竭，无以制火，烦热愈甚。当俟热退汗止，小便自行也。兼此证乃阳明，经云：大忌利小便。

附方

小柴胡汤方见瘰疬门

人参败毒散方见溃疡发热门

加减龙胆泻肝汤　治肝经湿热，玉茎患疮，或便毒悬痈肿痛，小便赤涩，或溃烂不愈。又治阴囊肿痛，或溃烂作痛，小便涩滞，或睾丸悬挂。

龙胆草酒拌炒黄　泽泻各一钱　车前子炒　木通生地黄酒拌　当归尾酒拌　山栀炒　黄芩　甘草各五分

作一剂，水二钟，煎八分，食前服。如湿甚加黄连，大便秘加大黄炒。

芦荟丸　治下疳溃烂，或作痛。又治小儿肝积发热，口鼻生疮，及牙龈蚀烂等疮。

胡黄连　黄连　芦荟　木香　白芜荑炒　青皮白雷丸　鹤虱草各一两　麝香三钱

为末，蒸饼糊丸，如麻子大。每服一钱，空心米汤下。魏户部邦宁子，年十六，鼻目蚀烂，肝脉弦长，恚怒不息，三年不愈，诸药不应，服半剂顿退，一剂而痊。

清心莲子饮　治心经蕴热，小便赤涩，或玉茎肿，或茎窍痛，及上盛下虚，心火炎上，口苦咽干，烦躁作渴。又治发热口干，小便白浊，夜则安静，昼则发热。

黄芩炒　黄芪蜜炒　石莲肉去心　赤茯苓　人参各一钱　甘草　车前子炒　麦门冬去心　地骨皮各五分

作一剂，水二钟，煎八分，空心并食前服。

滋肾丸　治下焦阴虚，小便涩滞；或脚膝无力，阴汗阴痿；或足热不履地，不渴而小便闭。

黄柏酒洗，焙　知母酒洗，焙，各一两　肉桂二钱

为末，水丸如梧子大。每服百丸，加至二百丸，白滚汤送下。

囊　痈

肿痛未作脓者，疏肝导湿。肿硬发热者，清肝降火。脓成胀痛者，急针之，更饮清毒之剂。已溃者，滋阴托里。脓清不敛者，大补气血。

一男子患此，肿痛发热，以小柴胡汤加黄连、青皮，四剂少愈，更以加减龙胆泻肝汤而消。

一男子未作脓而肿痛，以加减龙胆泻肝汤二剂少愈，更以四物汤加木通、知母、黄柏而愈。

一男子脓熟作胀，致小便不利，令急针之；以小柴

胡汤加黄柏、白芷、金银花,四剂少愈;更以托里消毒散,数剂而愈。

一男子阴囊肿,状如水晶,时痛时痒,出水,小腹按之作水声,小便频数,脉迟缓。此醉后饮水,入房汗出,遇风寒湿毒,乘聚于囊为患,名水疝也。先以导水丸二服,腹水已去,小便如常;再饮胃苓散,倍用白术、茯苓,更用气针引去聚水而瘥。

一男子患而久不敛,以十全大补汤加五味子、麦门冬,灸以豆豉饼,月余而平。

一弱人肿痛,未成脓,小便赤涩,以制甘草、青皮、木通、黄柏、当归、麦门冬,四剂少愈,以清心莲子饮而消。

一男子㿗肿痛甚,小便涩,发热脉数,以龙胆泻肝汤,倍用车前子、泽泻、木通、茯苓,四剂势去半;仍以前汤止加黄柏、金银花,四剂又减二三,便利如常;惟一处不消,此欲成脓也,再用前汤加金银花、白芷、皂角刺六剂;微肿痛,脉滑数,乃脓已成,令针之,肿痛悉退;投之滋阴托里药,及紫苏末敷之而愈。

一男子病势已甚,脉洪大可畏,用前汤二剂,肿少退;以仙方活命饮,二剂痛少止。诊其脉滑数,乃脓已成,须针之,否则阴囊皆溃。彼疑余言,遂用他医,果大溃,睾丸即阴子也挂悬,复求治。诊之脉将静,以八珍汤加黄芪、黄柏、知母、山栀,更敷紫苏末,数日而愈。此证势虽可畏,多得保全,患者勿惧。

一弱人脓熟胀痛,大小便秘,急针之,脓出三碗许,即鼾睡,觉后神思少健,但针迟,虽敷解毒药,亦溃尽矣,故用托里药,三十余剂始瘥。大抵此证,属阴道亏,湿热不利所致,故滋阴除湿药不可缺。常治肿痛小便秘涩者,用除湿为主,滋阴佐之;肿痛已退,便利已和者,除湿、滋阴药相兼治之;欲其成脓,用托里药为主,滋阴佐之;候脓成,即针之,仍用托里滋阴;湿毒已尽者,专用托里;如脓清,或多,或敛迟者,用大补之剂,及豆豉饼或附子饼灸之。如卢武选封君年五十患此,疮口年余不敛,诊之微有湿热,以龙胆泻肝汤治之,湿热悉退;乃以托里药及豆豉饼灸之而愈。次年复患,湿热颇盛,仍用前汤四剂而退,又以滋阴药而消。若溃后,虚而不补,少壮者成漏,老弱者不治。脓清作渴,脉大者,亦不治。

附方

加减龙胆泻肝汤方见下疳门

小柴胡汤方见瘰疬门

十全大补汤方见溃疡发热门

制甘草方见悬痈门

四物汤方见瘰疬门

清心莲子饮 方见下疳门

八珍汤 方见溃疡发热门

托里消毒散 方见肿疡门

导水丸 方见便痈门

胃苓散

猪苓　泽泻　白术　茯苓　苍术　厚朴　陈皮
各一钱　甘草炙　肉桂各五分

作一剂,水二钟,姜三片,枣二枚,煎八分服。

仙方活命饮 方见发背门

豆豉饼 方见臀痈门

痔　漏 附便血脱肛

大便秘涩,或作痛者,润燥除湿。肛门下坠,或作
痛者,泻火导湿。下坠肿痛,或作痒者,祛风胜湿。肿
痛小便涩滞者,清肝导湿。

一男子患痔,大便燥结,焮痛作渴,脉数按之则
实,以秦艽苍术汤二剂少愈;更以四物汤加芩、连、槐
花、枳壳,四剂而愈。

一男子素不慎酒色,患痔焮肿,肛门坠痛,兼下
血,大便干燥,脉洪大,按之则涩。以当归郁李仁汤加
桃仁,四剂少愈;更以四物汤加红花、条芩、槐花,数剂

而愈。大抵醉饱入房，则经脉横解；或精气脱泄，脉络一虚，酒食之毒乘虚流注；或淫极，强固精气，遂传大肠，以致木乘火势而毁金；或食厚味过多，必成斯疾。夫受病者燥气也，为病者湿热也，宜以泻火和血，润燥疏风之剂治之。若破而不愈，即成漏矣。有串臀者，有串阴者，有穿肠者，有秽从疮口而出者，形虽不同，治法颇似。其肠头肿成块者湿热也，作痛者风也，大便燥结者火也，溃而为脓者热胜血也，当各推其所因而治之。

一男子患痔成漏，每登厕则痛，以秦艽防风汤加条芩、枳壳，四剂而愈；以四物加升麻、芩、连、荆、防，不复作。

一男子患痔漏，每登厕则肛门下脱作痛，良久方收，以秦艽防风汤，数剂少愈；乃去大黄，加黄芪、川芎、芍药而痛止；更以补中益气汤二十余剂，后再不脱。

一妇人患痔，肿焮痛甚，以四物汤加芩、连、红花、桃仁、牡丹皮，数剂少止，又数剂而愈。

一妇人粪后下血，面色萎黄，耳鸣嗜卧，饮食不甘，服凉血药愈甚。诊之右关脉浮而弱，以加味四君子汤加升麻、柴胡，数剂脾气已醒，兼进黄连丸，数剂而愈。大凡下血，服凉血药不应，必因中气虚不能摄血，非补中升阳之药不能愈，切忌寒凉之剂。亦有伤湿热之食,成肠澼而下脓血者,宜苦寒之剂以内疏之。脉弦绝涩者难治,滑大柔和者易治。

一男子便血,过劳益甚,饮食无味,以六君子汤加黄芪、地黄、地榆治之而愈。

一男子便血,每春间尤甚,兼腹痛,以除湿和血汤治之而愈。

一男子素有湿热便血,以槐花散治之而愈。

一男子粪后下血,诸药久不愈,甚危。诊之乃湿热,用黄连丸二服顿止,数剂而痊。

一男子粪后下血,久而不愈,中气不足,以补中益气汤数剂,更以黄连丸数服血止;又服前汤,月余不再作。

一男子脏毒下血,服凉血败毒药,不惟血不能止,且饮食少思,肢体愈倦,脉数,按之则涩。先以补中益气汤,数剂少止;更以六君子汤加升麻、炮姜,四剂而止;乃去炮姜,加芎、归,月余脾胃亦愈。尝治积热,或风热下血者,先以败毒散散之;胃寒气弱者,用四君子汤或参苓白术散,补之即效。

一男子脏毒下血,脾气素弱,用六君子汤加芎、归、枳壳、地榆、槐花治之而愈。后因谋事血复下,诸药不应,予意思虑伤脾所致,投归脾汤四剂而痊。大抵此症所致之由不一,当究其因而治之。丹溪云:芎归汤一剂,又调血之上品,热加茯苓、槐花,冷加白茯苓、木香,此则自根自本之论也。虽然精气血出于谷气,惟大肠下血,以胃药收功,以四君子汤、参芪白术散,以枳壳散、小乌沉汤和之,胃气一回,血自循经络矣。肠风者,邪气外入,随感随见。脏毒者,蕴积毒久而始见。又云:人惟坐卧风湿,醉饱房劳,生冷停寒,酒面积热,以致荣血失道,渗入大肠,此肠风脏毒之所作也。挟热下血,清而色鲜,腹中有痛;挟冷下血,浊而色暗,腹内略痛。清则为肠风,浊则为脏毒。有先便而后血者,其来也远;有先血而后便者,其来也近。世俗粪前粪后之说,非也!治法大要:先当解散肠胃风邪,热则败毒散,冷则不换金正气散加川芎、当归,后随其冷热治之。

河间云:起居不节,用力过度,则络脉伤。阳络伤则血外溢,血外溢则衄血;阴络伤则血内溢,血内溢则便血。肠胃之络伤,则血溢。肠外有寒,汁沫与血相搏,则并合凝聚,不得散而成积矣。又《内经》云:肠澼下脓血,脉弦绝者死,滑大者生。血溢身热者死,身凉者生。诸方皆谓风热侵于大肠而然,若饮食有节,起居有时,肠胃不虚,邪气从何而入?

一妇人素患痔漏,每因热则下血数滴,以四物汤加黄连,治之即愈。后为大劳疮肿痛,经水不止,脉洪大，按之无力。此劳伤血气，火动而然也，用八珍汤加芩、连、蒲黄，二剂而安；后去蒲黄、芩、连，加地骨皮数剂而安。丹溪云：妇人崩中者，由脏腑伤损，冲任二脉血气俱虚故也。二脉为脉经之海，血气之行，外循经络，内营脏腑。若气血调适，经下依时。若劳动过极，脏腑俱伤，冲任之气虚，不能约制其经血，故忽然而下，谓之崩中暴下。治宜大补气血之药，举养脾胃，微加镇坠心火之药治其心，补阴泻阳，经自正矣。

一男子有痔漏，每登厕肛脱，良久方上。诊其脉，细而滑。用补中益气汤，三十余剂，遂不再作。丹溪云：脱肛属气热、气虚、血虚、血热。气虚者补气，参、芪、芎、归、升麻。血虚者四物汤。血热者凉血，四物汤加黄柏。肺与大肠为表里，故肺脏蕴热，则肛闭结。肺脏虚寒，则肛门脱出。有妇人产育用力，小儿久痢，亦致此。治之必须温肺腑肠胃，久则自然收矣。

附方

秦艽苍术汤 治肠风痔漏，大小便秘涩。

秦艽　苍术米泔水浸，炒　皂角仁烧存性　桃仁各一钱半　黄柏酒制　泽泻　当归尾酒拌　防风各一钱　槟榔五分　大黄炒，量入作一剂,水二钟,煎八分,空心服。

当归郁李仁汤 治痔漏,大便结硬,大肠下坠出血,若痛不能忍者。

当归尾_{酒拌} 郁李仁 泽泻 生地黄 大黄_煨 枳壳 苍术 秦艽_{各一钱} 麻子仁_{一钱五分} 皂角仁_{一钱,另为细末}

作一剂,水二钟,煎八分,入皂角末,空心服。

加减龙胆泻肝汤_{方见下疳门} 治痔疮,小便涩滞,或痔肿痛。

四物汤_{方见瘰疬门}

秦艽防风汤 治痔漏结燥,每大便作痛。

秦艽 防风 当归_{酒拌} 白术_{各四钱半} 黄柏 陈皮 柴胡 大黄_煨 泽泻_{各一钱} 红花 桃仁_{去皮尖,研} 升麻 甘草_{各五分}

作一剂,水二钟,煎八分,空心服。

八珍汤_{方见溃疡发热门}

加味四君子汤 治痔漏下血,面色萎黄,心忪耳鸣,脚弱气乏;及一切脾胃虚,口淡,食不知味;又治中气虚不能摄血,致便血不禁。

人参 白术_炒 茯苓 白扁豆_蒸 黄芪_炙 甘草

为末,每服三钱,白滚汤点服。

四君子汤　治脾胃虚弱,便血不止。

人参　白术炒　白茯苓各一钱　甘草炙,五分

作一剂,水二钟,姜三片,枣一枚,煎八分,食远服。

黄连丸　治大肠有热下血。

用黄连、吴茱萸等分,用热汤拌湿,罨三日同炒,拣出,各另为末,亦各米糊丸梧子大。每服二三钱,粪前红服茱萸丸,粪后红服黄连丸,俱酒下。

六君子汤方见作呕门

除湿和血汤　治阳明经湿热,便血腹痛。

生地黄　牡丹皮　生甘草各五分　熟甘草　黄芪各一钱,炙　白芍药一钱五分　升麻七分　当归身酒拌　苍术炒　秦艽　陈皮　肉桂　熟地黄酒拌,各三分

作一剂,水二钟,煎八分,空心候宿食消尽,热服。

槐花散　治肠风脏毒下血。

槐花炒　生地黄酒拌,铜器蒸半日　青皮　白术炒荆芥穗各六分　川芎四分,炙　当归身酒拌　升麻各一钱

为末,每服三钱,空心米饮调下,水煎服亦可。

补中益气汤

人参败毒散二方见溃疡发热门

参苓白术散　治脾胃不和,饮食不进,或呕吐泄泻。凡大病后,皆宜服此药,以调理脾胃。

人参　茯苓　白扁豆去皮，姜汁拌炒　白术炒　莲肉去心皮　砂仁炒　薏苡仁炒　桔梗炒　山药　甘草炙，各二两

为细末，每服三钱，用石菖蒲煎汤下。

归脾汤　治思虑伤脾，不能统摄，心血以此妄行，或吐血下血，或健忘怔忡，惊悸少寐，或心脾作痛。

白术炒　茯神　黄芪蜜炙　龙眼肉　酸枣仁蒸，各一钱　人参　木香各五分　甘草炙，二分半

作一剂，水一钟，姜一片，枣一枚，煎六分，食远并临卧服。

小乌沉汤　治气不调和，便血不止。

乌药一两　甘草炙，二钱　香附四两，醋制

每服二钱，食前盐汤下。

不换金正气散方见作呕门

枳壳散　治便血，或妇人经候不调，手足烦热，夜多盗汗，胸膈不利。

枳壳麸炒，一钱　半夏曲　赤芍药炒，各一钱　柴胡　黄芩各一钱五分

作一剂，水二钟，姜三片，枣二枚，煎八分，食远服。

芎归汤　治便血，或失血过多眩晕。

芎䓖五钱　当归酒拌，五钱

作一剂,水一钟半,煎六分,食后服。

如神千金方　治痔无有不效。

好信石色黄明者,三钱,打如豆大　　明白矾一两为末
好黄丹水飞,炒变色,五钱　　蝎梢七个,净洗瓦上焙干,研末
草乌紧实光滑者,去皮,生研末,一钱

上用紫泥罐,先将炭火煅红,放冷拭净。先下明矾烧令沸,次下信石,入矾内拌匀,文武火煅候沸,再搅匀。次看罐通红烟起为度,将罐掇下,待冷取研末,方入草乌、黄丹、蝎梢三味,再同研极细,入磁罐内收贮。如欲敷药,先煎甘草汤,或葱椒煎汤,洗净患处,然后用生麻油调前药,以鹅毛扫药痔上,每日敷药三次。之后,必去黄水如胶汁,然痔头渐消。看痔病年深浅,年远者,不出十日可取尽;日近者俱化为黄水,连根去净。更搽生好肉药,应是五痔皆去之。乃是临安曹五方,黄院疣引为高宗取痔得效,后封曹官至察使。

李防御五痔方

原痔者,贫富男女皆有之。富有酒色财气,贫者担轻负重,饥露早行,皆心肝二血,喜则伤心,怒则伤肝,喜怒无常,风血侵于大肠,到谷道无出路,结积成块,出血生乳,各有形相。妇人因经后伤冷,月事伤风,余血在心,经血流于大肠。小儿因利后,或母腹中

受热也。治方于后。

水澄膏　治痔护肉。

郁金　白及各一两

一方加黄连。上二味为细末。如内痔,候登厕翻出在外,用温汤洗净,不须坐,侧卧于床即出。用蜜水调令得中,篦篦涂谷道四边好肉,上留痔在外,以纸盖药上良久,方用枯药搽痔上,用笔蘸温水于纸上,不令药干及四散。

好白矾四两　生信石二钱半　朱砂一钱,生研极细

上各研为细末,先用砒入紫泥罐,次用白矾末盖之,用火煅,令烟断,其砒尽随烟去,止借砒气于矾中耳。用矾为极细末,看痔头大小,取矾末在掌中,更入朱砂少许,以唾调稀,用篦头涂痔上周遍,一日三上,候看痔头颜色焦黑为效。至夜自黄水出,切勿他疑,水尽为妙。至中夜上药一遍,来日依然上药三次,有小痛不妨。换药时,以碗盛新水或温汤,在痔边用笔轻洗去痔上旧药,更上新药,仍用护肉药,次用荆芥汤洗之。三两日之后,黄水出将尽,却于药中增朱砂减白矾,则药力即缓。三两日方可增减,渐渐取之,庶不惊人。全在用药人,看痔头转色,增减厚薄敷药,方是活法。此药只是借砒信耳,又有朱砂解之。一方士将此二方在京治人多效,致富。一富商因验,以百金求

得之,录于予。予虽未用,传人无不言效。但枯药赵宜真炼师已刊于《青囊杂纂》,如神千金方未见刊传。大抵今人言能取痔者,皆此方也。恐气血虚或内邪者,还当兼治其内,庶不有失。

卷 八

吴郡薛　己著
新都吴玄有校

便秘门

脉沉实而秘者,火在内者,宜泄之。脉涩而秘者,属血少,宜养血。脉浮而秘者,属气虚,宜补气。脉浮涩而秘者,气血俱虚也,宜补气血。

一男子患痈,未作脓,焮痛烦躁,便秘脉实,以内疏黄连汤二剂,诸症悉退,以四物加芩、连,四剂而消。

一男子溃后,便涩脉浮,按之则涩,以八珍汤加红花、桃仁、陈皮、杏仁,治之而愈。

一妇人溃后,便秘而脉涩,以四物汤加红花、桃仁、黄芪,治之而愈。

一男子溃后,便秘而脉浮,以四君子汤加陈皮、杏仁、当归,治之而愈。

一老人溃后,大便秘,小便赤涩,诊之脉浮数而涩,以八珍汤加黄柏、知母,治之而已。愈后,小便复数而赤,大便秘,口干目花,以加减八味丸、滋肾丸治之而愈。此症乃阴血虚、阳火盛,故用前药有效,而向投苦寒之剂,必致有误矣。

一男子溃后便涩，肌肤作痒，予以气血虚不能营于腠理，用补剂治之。彼不信，乃服风药，以致不救。大抵疮疡始作，便秘脉数而涩者，宜降火凉血为主；溃后便秘脉涩者，宜补血气为主。妄投风药，祸在反掌。

附方

内疏黄连汤方见肿疡门

四物汤方见瘰疬门

八珍汤方见溃疡发热门

四君子汤方见痔门

滋肾丸方见下疳门

加减八味丸方见作渴门

乳 痈 附乳岩，并男子乳痈

暴怒或儿口气所吹肿痛者，疏肝行气。焮痛发寒热者，发散表邪。肿焮痛甚者，清肝消毒。未成脓者，疏肝行气。不作脓，或不溃，托里为主。溃而不敛，或脓清者，宜大补气血。

一妇人禀实性躁，怀抱久郁，左乳内结一核不消，按之微痛，以连翘饮子二十余剂，少退；更以八珍汤加青皮、香附、桔梗、贝母，二十余剂而消。

一妇人因怒，两乳肿，兼头痛寒热，以人参败毒散，二剂表证已退；以小柴胡汤加芎、归、枳壳、桔梗，四剂而消。

一妇人郁久，右乳内肿硬，以八珍汤加远志、贝母、柴胡、青皮，及隔蒜灸，兼服神效瓜蒌散，两月余而消。

一妇人左乳内肿如桃许，不痛，色不变，发热渐消瘦，以八珍汤加香附、远志、青皮、柴胡百余剂，又间服神效瓜蒌散三十余剂，脓溃而愈。尝见患者，责效太速；或不戒七情，及药不分经络虚实者，俱难治。大抵此症，四十以外者尤难治，盖因阴血日虚也。

一妇人因怒，左乳内肿痛发热，表散太过，致热益甚。以益气养荣汤数剂，热止脓成，欲针之。彼不从，遂肿胀大热，发渴，始针之，脓大泄，仍以前汤，月余始愈。大抵乳房属阳明胃经，乳头属厥阴肝经，若忿怒伤肝，或厚味积热，以致气不行，窍不通，乳不出，则结而为肿为痛。阳明之血热甚，则肉腐为脓。若脓一成，即针之，以免遍溃诸囊之患。亦有所乳之子，膈有滞痰，口气燉热，含乳而睡熟，热气所吹，遂成肿痛。于初起时须吮咂通，或忍痛揉散，失治必成痈患。宜青皮以疏厥阴之滞，石膏以清阳明之热，甘草节以行污浊之血，瓜蒌子以消肿道毒，或加没药、橘叶、皂角之；更隔蒜灸之，其效尤捷。若有脓即针之，否则通溃，难于收敛。

一妇人久郁，右乳内结三核，年余不消，朝寒暮热，饮食不甘。此乳岩也，乃七情所伤肝经，血气枯槁之症，宜补气血、解郁结药治之。遂以益气养荣汤百余剂，血气渐复；更以木香饼灸之，喜其谨疾，年余而消。

一妇人亦患此，予谓须多服解郁结、养气血药，可保无虞。彼不信，乃服克伐之剂，反大如覆碗，日出清脓，不敛而殁。

一妇人郁久，乳内结核，年余不散，日晡微热，饮食少思，以益气养荣汤治之。彼以为缓，乃服行气之剂，势愈甚，溃而日出清脓不止。复求治，诊之脉洪而数，辞不治。又年余，果殁。

又一妾，乃放出宫女，乳内结一核如栗，亦以前汤。彼不信，乃服疮科流气饮及败毒散。三年后，大如覆碗，坚硬如石，出水不溃，亦殁。大抵郁闷则脾气阻，肝气逆，遂成隐核，不痛不痒，人多忽之，最难治疗。若一有此，宜戒七情、远厚味、解郁结，更以养血气之药治之，庶可保全，否则不治。亦有二三载，或五六载，方溃。陷下者，皆曰乳岩，盖其形岩凸，似岩穴也。最毒,慎之! 可保十中一二也。

一妇人发热作渴,至夜尤甚,两乳忽肿,服败毒药,热反炽。诊之肝脉洪数,乃热血入室也,以加味小柴胡汤治之,热止肿消。

一妇人因怒,左乳作痛,胸膈不利,以方脉流气饮加木香、青皮,四剂而安。

一妇人郁久,左乳内结核如杏许,三月不消,心脉涩而脾脉大,按之无力。以八珍汤加贝母、远志、香附、柴胡、青皮、桔梗,五十余剂而溃,又三十余剂而愈。

一妇人脓成,不溃胀痛,余欲针之,使毒不侵展。彼不从,又数日痛极,始针,涌出败脓三四碗,虚证蜂起,几殆。用大补药,两月余而始安。夫乳之为物,各有囊橐,若一有脓,即针之,否则遍溃诸囊矣。少壮者得以收敛,老弱者多致不救。

一妇人肿而不作脓,以益气养荣汤加香附、青皮,数剂而脓成,针之旬日而愈。

一妇人右乳肿,发热,怠惰嗜卧,无气以动,至夜热亦甚,以补中益气汤兼逍遥散治之而痊。

一妇人两乳内时常作痛,口内常辣,卧起若急,脐下牵痛,以小柴胡汤加青皮、黄连、山栀,治之而痊。

一产妇因乳少,服药通之,致乳房肿胀发热作渴,状伤寒，以玉露散补之而愈。夫乳汁乃气血所化，在上为乳，在下为经。若冲任之脉盛，脾胃之气壮，则乳汁多而浓；衰则少而淡，所乳之子，亦弱而多病，此自然之理。亦有屡产有乳，再产却无，或大便涩滞，乃亡津液也。《三因论》云：产妇乳脉不行有二，有血气盛，闭而不行者；有血气弱，涩而不行者。虚当补之，盛当疏之。盛者当用通草、漏芦、土瓜根辈；虚者当用炼成钟乳粉、猪蹄、鲫鱼之属。概可见矣。亦有乳出不止等症，见《外科心法》。

一男子左乳肿硬痛甚，以仙方活命饮二剂而止，更以十宣散加青皮四剂脓成，针之而愈。若脓成未破，疮头有薄皮剥起者，用代针之剂，点起皮处，以膏药覆之，脓亦自出；不若及时针之，不致大溃。如出不利，更纤搜脓化毒之药。若脓血未尽，辄用生肌之剂，反助邪气，纵早合必再发，不可不慎也。

一男子年逾五十，患子不立事，左乳肿痛，左胁胀痛，肝脉弦数而涩。先以龙荟丸二服，诸症顿退；又以小柴胡汤对四物，加青皮，贝母、远志，数剂而脓成。予欲针之，仍以养气血、解郁结。彼不从，乃杂用流气败毒之剂，致便秘发热作渴，复请。予谓：脓成不溃，阳气虚不能鼓舞也；便秘发热，阴血竭不能濡润也。辞不治。果死。

一男子因怒,左乳肿痛,肝脉弦数,以复元通气散二服少愈,以小柴胡汤加青皮、芎、归,数剂而消。

附方

连翘饮子　治乳内结核。服数剂,如不消,宜兼服八珍汤。初起有表证者,宜先解散。

连翘　川芎　瓜蒌仁研　皂角刺炒　橘叶　青皮　甘草节　桃仁各一钱半

作一剂,水二钟,煎一钟,食远服。

人参败毒散方见溃疡发热门

复元通气散　治乳痈便毒肿痛,及一切气滞肿毒,如打扑伤损闪肭作痛,及疝气尤效。

木香　茴香炒　青皮去白　穿山甲酥炙　陈皮白芷　甘草　漏芦　贝母去心,各等分

另为末,各等分和匀。每服三钱,温酒调下。

八珍汤方见溃疡发热门

隔蒜灸法方见发背门

神效瓜蒌散　治乳痈乳劳,已成化脓为水,未成即消。治乳之方甚多,独此方神效,瘰疬疮毒尤效。

瓜蒌大者二个,捣　甘草　当归各五钱　没药另研乳香各一钱,另研

作二剂,用酒三碗,煎至二碗,分三次饮,更以渣罨患处,一切痈疽肿毒并效。如数剂不消不痛,宜以

补气血之剂,兼服之。

小柴胡汤

益气养荣汤

加味小柴胡汤 三方见瘰疬门

补中益气汤 见溃疡发热门

逍遥散 见瘰疬门

木香饼 治一切气滞结肿,或痛或闪肭,及风寒所伤作痛,并效。

木香五钱　生地黄一两

木香为末,地黄杵膏,和匀,量患处大小作饼,置肿处,以热熨斗熨之。

玉露散 治产后乳脉不行,身体壮热,头目昏痛,大便涩滞。

人参　白茯苓　甘草各五分　桔梗炒　川芎　白芷各一钱　当归五分　芍药七分

作一剂,水二钟,煎至八分,食后服。如热甚,大便秘,加大黄三分炒。

仙方活命饮

十宣散 二方见发背门

当归龙荟丸 方见瘰疬门

流气饮 方见流注门

妇人血风疮 附阴疮、阴肿、阴挺

脉浮者祛风为主，益气佐之。脉涩者祛风为主，佐以养血。脉浮而涩者，祛风养气血。

一妇人患此作痒，五心烦热，以逍遥散数剂而止，更以人参荆芥散二十余剂而愈。

一妇人遍身作痒，秋冬尤甚，脉浮数，饮消风散，敷蛇床子散，数日顿愈。

一妇人遍身赤色，搔破成疮，脓出不止，以当归饮子及蛇床子散而愈。

一老妇遍身作痒，午前益甚，以四君子汤加荆、防、芎、归而安。

一妇人因洗头致头皮患肿兼痒，以人参荆芥散数剂而愈。

一妇人作痒成疮，虽敛久，而患处仍痒，搔起白屑，以四生散数服痒止，以人参荆芥散二十余剂而愈。

附方

消风散

当归饮子二方见疮疥门

蛇床子散 治风癣疥癞瘙痒，脓水淋漓。

蛇床子 独活 苦参 防风 荆芥穗各一两 枯矾 铜绿各五钱

各另为末,麻油调服。

四君子汤方见痔漏门

人参荆芥散方见疮疥门

逍遥散方见瘰疬门

四生散方见疮疥门

治妇人阴户生疮,作痒,或痛。

杏仁炒　雄黄　白矾各五钱　麝香二分

上为末,敷入患处。

　当归散　治妇人阴中突出一物,长五六寸,名阴挺。

　当归　黄芩各二两　牡蛎一两五钱　猬皮一两,炙赤芍药五钱

　上为末,每服二钱,食前温酒调下,滚汤亦可。如不应,更以补中益气汤倍加升麻、柴胡,兼服之。

　又方　当归、穿山甲炙、蒲黄炒,各半两,辰砂一钱,麝香少许为末,每服三钱,酒调下,尤效。

　菖蒲散　治妇人阴户肿痛,月水涩滞。

　菖蒲　当归各一钱　秦艽七钱五分　吴茱萸五钱,制

　上为末。每服三钱,空心葱汤调下;更以枳实炒热,频熨患处。

　治阴内脓水淋漓,或痒痛,以升麻、白芷、黄连、木通、当归、川芎、白术、茯苓煎服,更用塌肿汤浴洗。

塌肿汤　治妇人阴户生疮，或痒痛，或脓水淋漓。

甘草　干漆各三钱　生地黄　黄芩　当归　川芎
各二钱　鳖甲五钱，炙

作一剂，用水数碗，煎数沸，去渣，常洗患处。

疮　疥

疮痒或脓水浸淫者，消风除湿。痒痛无脓者，祛
风润燥。焮痛或发寒热者，表散之。瘙痒或疼，午后
尤甚者，降火益阴。焮痛大便秘涩者，滋阴泻火。搔
起白屑，耳作蝉声者，祛风清热。

一妇人患此作痒，脓水不止，脉浮无力，以消风散
四剂稍愈，更以四生丸月余而平。

一男子痒少痛多，无脓水，以芩、连、荆、防、山栀、
薄荷、芍药、归梢，治之而愈。

一男子焮痛发热，脉浮数，以人参败毒散四剂少
愈，更以当归饮子数剂而愈。

一男子焮痛，寒热便秘，脉数有力，以防风通圣散
一剂少愈；更以荆防败毒散加黄芩、山栀，四剂而愈。

一妇人作痒，午后尤甚，以当归饮子数剂少愈，更
以人参荆芥散数剂而安。

一男子久不愈，搔起白屑，耳作蝉声，以四生散数

服痒止，更以当归饮子数剂而瘥。

一男子下体居多焮痛，日晡尤甚，腿腕筋紫而胀，就于紫处刺去瘀血，以四物汤加芩、连，四剂而安。患在上体，若臂腕筋紫胀，亦宜刺去其血，以前汤加柴胡、黄芩即愈。

一男子搔痒成疮，日晡痛甚，以四物加芩、连、荆、防，数剂而止；更以四物加蒺藜、何首乌、黄芪，二十剂而愈。

附方

消风散　治风热瘾疹瘙痒，及妇人血风瘙痒，或头皮肿痒，或诸风上攻，头目昏眩，项背拘急，鼻出清水，嚏喷声重，耳作蝉鸣。

荆芥穗　甘草炒,各一两　陈皮焙,五钱　人参　白僵蚕炒　茯苓　防风　芎䓖　藿香　蝉蜕各二两　厚朴姜制,五钱　羌活一两

各另为末，每服三钱，清茶调下。疮癣温酒下。

人参败毒散方见溃疡发热门

防风通圣散方见天泡疮门

当归饮子　治血燥作痒，及风热疮疥瘙痒或作痛。

当归酒拌　川芎　白芍药　生地黄酒拌　防风　白蒺藜　荆芥各一钱五分　何首乌　黄芪　甘草各五分

作一剂,水二钟,煎八分,食远服。

四生散　治臁腿生疮,浸淫不愈,类风癣,名肾脏风。疮如上攻,则目昏花,视物不明。并一切风癣疥癞。

白附子生用　黄芪　独活　蒺藜

各另研为末,等分和匀。每服二钱,用猪腰子一个,批开入药,湿纸包裹煨熟,空心连腰子细嚼,盐汤下。风癣酒下。

四生丸　治血内骨节疼痛,不能举动,或行步不前,或浑身瘙痒,或麻痹。

地龙去土　僵蚕炒,去丝　白附子生用　五灵脂　草乌去皮尖,各等分

上为末,米糊丸,梧子大。每服二三十丸,茶酒任下。或作末,酒调服亦可。

荆防败毒散方见溃疡发热门

人参荆芥散　治妇人血风发热,或疮毒瘙痒,或肢体疼痛,头目昏涩,烦渴盗汗,或月水不调,脐腹疼痛,痃癖积块。

荆芥穗　人参　桂心　酸枣仁炒　柴胡　鳖甲醋炙　枳壳麸炒　生地黄酒拌　羚羊角镑末　白术炒,各一钱　川芎　当归酒拌　防风　甘草炙,各五分

作一剂,水二钟,姜三片,煎八分,入羚角末,食

远服。

四物汤方见瘰疬门

杖疮 附坠马并破伤风及犬蛇虫伤

胸满或胁胀宜行血。老弱者宜行气活血,更饮童便、酒。腹痛者宜下血。血去多而烦躁者补血,如不应,用独参汤。瘀肉不溃,或溃而不敛,宜大补气血。

一男子杖疮,瘀血不腐,以大补之剂渐腐,更以托里健脾药而敛。

一男子坠马,两胁作痛,以复元活血汤,二剂顿止;更以小柴胡汤加当归、桃仁,二剂而安。

一男子坠马,腹作痛,以桃仁承气汤加苏木、红花下之,顿愈;更以四物汤加天花粉、柴胡,二剂而愈。

一男子损臂,出血过多,又下之,致烦热不止,瘀肉不腐,以圣愈汤四剂少安;以八珍汤加五味子、麦门冬而安;更以六君子汤加芎、归、黄芪,数剂而溃,又二十余剂而敛。大抵此证,须分所患轻重,有无瘀血,及元气虚实,不可概下。盖恐有伤气血,难以溃敛。常治先以童便和酒饮之,或加红花、苏木,其功甚捷。若概用攻利之剂,鲜不有误。凡疮愈之迟速,在血气之虚实故也。

一老人坠马，腹作痛，以复元通气散，用童便调，进二服少愈；更以四物加柴胡、桃仁、红花，四剂而安。

一男子风入杖疮，牙关紧急，以玉真散一服少愈，再服而安。

一男子跌仆，皮肤不破，两胁作胀，发热口干自汗，类风证。令先饮童便一瓯，烦渴顿止；随进复元活血汤，倍用柴胡、青皮一剂，胀痛悉愈，再剂而安。《发明经》云：夫从高坠下，恶血流于内，不分十二经络，圣人俱作风中肝经，留于胁下，以中风疗之。血者皆肝之所主，恶血必归于肝，不问何经之伤，必留于胁下，盖肝主血故也。痛甚则必有自汗，但人汗出，皆为风证。诸痛皆属于肝木，况败血凝滞，从其所属入于肝也。从高坠下，逆其所行之血气，非肝而何？以破血行经药治之。

一男子被犬伤，痛甚恶心，令急吮去毒血，隔蒜灸患处，数壮痛即止，更贴太乙膏，服玉真散而愈。

一男子青肿作痛，以萝卜汁调栀子末敷之；以四物汤加柴胡、黄芩、天花粉、穿山甲，二剂少愈；更以托里散加生地黄、柴胡、红花，数剂而溃；再以托里、健脾药而愈。

一男子风犬所伤，牙关紧急，不省人事。急针患处出毒血，更隔蒜灸，良久而醒；用太乙膏封贴，用玉真散二服，少愈；更以解毒散二服而痊。若患重者，须先以苏合香丸灌之，后进汤药。

《针灸经》云：外丘穴，治猘犬，即疯犬所伤，发寒热，速灸三壮，更灸患处，立愈。春末夏初，狂犬咬人，须过百日得安，终身禁犬肉、蚕蛹，食此则发不可救也。宜先去恶血，灸咬处十壮，明日以后灸一壮，百日乃止。忌酒七日，捣并汁饮一二盏。

又方治狂犬伤，令人吮去恶血，灸百壮，神效。

治蛇入七窍，急以艾灸蛇尾。又法以刀破蛇尾少许，入花椒七粒，蛇自出。即用雄黄、朱砂末，煎人参汤调灌之，内毒即解。独头大蒜，切片，置患处，以入于蒜上灸之，每三壮换蒜，多灸为妙。

伤损脉法

《内经》云：肝脉搏坚而长，色不青，当病堕。若搏因血在胁下，令人呕逆。

《金匮》云：寸口脉浮微而涩，然当亡血，若汗出。设不汗出者，当身有疮被刀斧所伤，亡血故也。

《脉经》云：金疮出血太多，其脉虚细者生，数实者死。金疮出血，脉沉小者生，浮大者死。砍刺出血不止者，其脉来大者七日死，滑细者生。从高颠仆，内有瘀血腹胀,脉坚强者生,小弱者死。破伤有瘀血在内,脉坚强实则生,虚小弱者死。若亡血过多,脉细小者生,浮大数实者死。皆为脉病不相应故也。

一妇人臀痈将愈,患破伤风,发热搐搦,脉浮数,予以当归地黄汤治之。彼不信,乃服发散败毒药,果甚,始信而服之,至数剂而痊。夫破伤风之症,须分表里别虚实,不可一概治之。《原病式》云:夫破伤中风之由者,因疮热甚郁结,而荣卫不得宣通,怫热因之遍身,故多白痂。是时疮口闭塞,气难通泄,热甚则生风,不已则表传于里者也。但有风热微甚兼化,故殊异矣。大凡破伤中风,风热燥甚,怫郁在表,而里气尚平者,善伸数欠,筋脉拘急,时或恶寒,或筋惕而搐,脉浮数而弦者,宜以辛热治风之药,开冲结滞,是与伤寒表热怫郁,而以麻黄汤辛热发散者同也。凡用辛热开冲风热结滞,宜以寒药佐之则良,免致药中病而风热转甚也。如治伤寒发热,用麻黄、桂枝加黄芩、石膏、知母之类是也。若世以甘草、滑石、葱、豉寒药发散,甚妙。若表不已,渐伤入里,里又未大甚,而脉在肌肉者,宜以退风热开结滞之寒药调之,或微加治风,辛热亦得,犹伤寒在半表半里,而以小柴和解之意也。若里热已甚,而舌强口噤,项背反张,惊搐惕搦,涎唾稠粘,胸腹满塞,而或便溺闭结,或时汗出,脉洪数而弦也。然出汗者,由风热郁甚于里,而表热稍罢,则腠理疏泄,而心火热甚,故汗出也。法宜除风散结,寒药下之,后以退风热开郁结之寒药调之,而热退结散,则风自愈矣。凡治此,亦宜按摩导引及以药斡开牙关,勿令口噤,使粥药得下也。

《病机》云:破伤风者,有因卒暴伤损风袭之间,传播经络,致使寒热更作,身体反张,口噤不开,甚者邪气入脏。有因诸疮不瘥,荣卫俱虚,肌肉不生,疮眼不合,邪亦能外入于疮,为破伤风之候。有诸疮不瘥,举世皆言着灸为上。是为热疮,而不知火热客毒,逐经诸变,不可胜数,微则发热,甚则生风而搐,或角弓反张,口噤目斜。亦有破伤,不灸而病。此者因疮着白痂,疮口闭塞,气难通泄,故阳热易为郁结,热甚则生风也。徐用诚云:此论所因有四:二者,因疮口入风,似属外因;一者因灸逐热,似属不内外因;一者因疮口闭塞,内热生风,似属内因也。又云:破伤风证,古方药甚论少,岂非以此疾与中风同论,故不另立条目也。唯河间论与伤寒表里中三法同治,用药甚详。其言病因,有因外伤于风,有因灸及内热所作者,然与中风相似也。但中风之人,尚可淹延岁月;而破伤风者,犯之多致不救。盖中风在经在脏在腑之异,独入脏者最难治。破伤风,或始而出血过多,或疮早闭合,瘀血停滞,俱是血受病,属阴,五脏之所生。故此风所伤,始虽在表,随即必传入脏,故多死也。此病或疮口坦露,不避风寒而有所伤;或疮口闭合,密避风邪而及。病已十分安全,而忽有此,大抵皆由内气虚,而有郁热者得之。若内气壮实,而无郁热者,虽伤而无所害也。

附方

八珍汤方见溃疡发热门

六君子汤方见作呕门

复元活血汤　治坠堕,或打扑瘀血,流于胁下作痛,或小腹作痛,或痞闷,及便毒,初起肿痛。

柴胡一钱五分　天花粉　当归酒拌,各一钱　红花甘草各七分　穿山甲一钱,炮　大黄酒拌,炒,二钱　桃仁二十粒,去皮尖,酒浸,研

作一剂,水二钟,煎一钟,食前服。

小柴胡汤

四物汤二方见瘰疬门

复元通气散方见乳痈门

桃仁承气汤　治伤损瘀血停滞,腹作痛,发热,或发狂,或便毒壅肿,疼痛便秘发热,并宜用此通之。

桃仁五十粒,去皮尖,研　桂枝　芒硝　甘草炙,各一钱　大黄一钱

作一剂,水二钟,煎一钟,空心服。

玉真散一名定风散　治破伤风重者,牙关紧急,腰背反张,并蛇犬所伤。

天南星　防风各等分

为末,每服二钱,温酒调下,更搽患处。若牙关紧急,腰背反张者,每服三钱,用童便调服,虽内有瘀血亦愈。至于昏死,心腹尚温者,连进二服,亦可保全。若治疯犬咬伤,更用漱口水,洗净搽之,神效。

隔蒜灸法方见发背门

太乙膏方见肠痈门

托里散方见肿疡门

解毒散　治一切毒蛇恶虫并兽所伤,重者毒入腹,则眼黑口噤,手足强直。此药平易,不伤气血,大有神效,不可以为易而忽之。

白矾一两　甘草末,一两

为细末,每服二钱,不拘时,冷水调下,更敷患处。

苏合香丸方见方脉科气门

圣愈汤　治疮疡,脓水出多,或金疮出血,心烦不安,眠睡不宁,或五心烦热。

地黄酒拌,蒸半日　生地黄酒拌　川芎　人参各五钱　当归酒拌　黄芪盐水浸,炒,各一钱

作一剂,水二钟,煎八分,食远服。

独参汤 治溃疡气血虚极,恶寒或发热,或失血之证。葛可久血脱用补气,即此方也。

人参二两

作一剂,水二钟,枣十枚,煎一钟,徐徐服。若煎至稠厚,即为膏矣。

当归地黄汤 治破伤风,气血俱虚,发热头痛。服此养气血,祛风邪,不拘新旧,并治之。

当归酒拌　地黄酒拌　芍药　川芎　藁本　防风
白芷各一钱　细辛五分

作一剂,水二钟,煎一钟服。

方剂索引

方剂索引

187